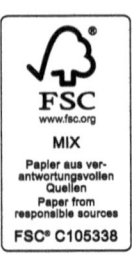

Übersetzt aus dem Französischen von Karin Klepsch.
Titel der französischen Originalausgabe:
Danis Bois: „Le Seigneur de la Danse"
© Editions Guy Trédaniel, Paris 1990

Deutsche Erstausgabe 2016
© 2016 für die deutsche Ausgabe Karin Klepsch, Berlin

Alle Rechte vorbehalten.
Wiedergabe in jeglicher Form - auch auszugsweise -
nur mit schriftlicher Genehmigung von Karin Klepsch.

Herstellung und Verlag:
BoD - Books on Demand, Norderstedt

Satz und Layout:
Ivana Kersting, www.IvaDesign.com

Cover-Fotos:
© Sondem / © Andrey Kuzmin / © 210484kate / Fotolia.com

Bibliografische Information der Deutschen Nationalbibliothek:
Die Deutsche Nationalbibliothek verzeichnet diese Publikation
in der Deutschen Nationalbibliografie; detaillierte bibliografische Daten
sind im Internet über http://dnb.dnb.de abrufbar.

ISBN 9783741225895

Danis Bois

Der Herr des Tanzes
Eine Trauminitiation

Mein Dank geht an

Eve Berger für die vertrauten und erleuchteten Momente, die wir bei der Erfüllung dieses lang gehegten Traumes geteilt haben,

all diejenigen, die mir nahe stehen und die unermüdlich – zusammen mit mir – von einer besseren Welt träumen,

an Maria und Donald

Vorwort

Dieses Vorwort steht weder in der französischen noch in der amerikanischen Fassung dieses Buches. Es entstand auf die freundschaftliche Bitte von Karin Klepsch, der Übersetzerin, die dem deutschen Leser den Hintergrund der Entstehung dieser Seiten schenken wollte.

Dreiundzwanzig Jahre sind es her seitdem dieses Buch in Frankreich veröffentlicht wurde. Um dieses Vorwort zu schreiben, musste ich also meine Erinnerungen bemühen. Fernando Pessoa sagt, dass „der Wert der Dinge nicht in ihrer Dauer liegt, sondern in der Intensität, in der sie geschehen. Deshalb gibt es unvergessliche Momente, unerklärliche Dinge und unvergleichliche Menschen". Das Schreiben dieses Buches war einer dieser intensiven, unvergesslichen Momente, in dem mein Verstand Risse bekam und ein Licht durchscheinen ließ, das mich zur Utopie verleitete. Ich hatte sogar manchmal das Gefühl, dass diese Utopie nicht etwas „unrealisierbares" sondern etwas „unrealisiertes" war.

Alles begann 1992, als ein Geistlicher, Abt eines berühmten Klosters, der an einem meiner Seminare teilnahm, mir einen Text reichte. Seine Augen waren noch feucht, benetzt von einer tiefen Emotion. Offenbar wollte er mir etwas dazu sagen, aber, da er mich sehr beansprucht fühlte, zog er es vor, sich diskret zurückzuziehen. Ich steckte seine Darbringung in meine Innentasche und versprach, den Text zu lesen, sobald ich Zeit dafür hätte.

Vierzehn Tage später führte mich das Leben nach Quebec. Dort sollte ich ein Seminar in Sensorischer Gymnastik leiten. Dabei handelt es sich um eine verinnerlichte Bewegungskunst, die sich, wenn sie aus der sinnlichen Innerlichkeit heraus ausgeführt wird, in Form eines Tanzes ausdrückt, den viele als heilig wahrnehmen oder zumindest als einen Moment gleichzeitiger Tiefe und Weitung. Wenn die ‚Tänzer' dieses Körperbewusstsein, das für viele völlig unbekannt ist, entdecken, dann berichten sie von einem fleischlichen Band zwischen dem Innen und dem Außen, zwischen dem Unsichtbaren und dem Sichtbaren, zwischen dem Übernatürlichen und dem Natürlichen, welches von einer bewegten Kraft bewegt wird, die ihnen die Bewegung ihres Tanzes vorzugeben scheint.

Ich wohnte bei einem reizenden Paar, Maria und Donald. Sie hatten mir in einer Ecke ihres Grundstücks ein Holzhäuschen zur Verfügung gestellt. Ich verbrachte dort meine Tage mit Meditation, mit Nachdenken, mit Tanzen. Ich erinnere mich an eine besondere Atmosphäre, denn Donald war Priester gewesen und Maria Nonne, bevor sie sich vor den Menschen vereinten. Obwohl meine beiden Freunde mit ihrer religiösen Instanz gebrochen hatten, hatten sie ihre Suche nach Gott nicht aufgegeben, so dass sich die Gespräche von Tagesanbruch an um Gott sowie um sämtliche damit einhergehende metaphysische Fragen drehten. Ich badete in dieser Atmosphäre metaphysischer Hinterfragungen, wodurch mein Denken sich einem Horizont zuwendete, das ich mir bislang untersagt hatte offen zu legen: eine von Spiritualität gefärbte Erfahrung. Ich entwickelte einen neuen Erkenntnisdurst und überwand die Grenzen meiner gewohnten Sprache, um mich mit einer metaphorischen und symbolischen Sprache vertraut zu machen, welche mir eher geeignet erschien, die ‚Wirklichkeit' dieses Tanzes wiederzugeben. In diesem Fluß von Bewegung ließ ich meiner Einbildungskraft freien Lauf und erlaubte ihr, meine Neigung allem zu misstrauen, was in irgendeiner Weise das Religiöse betrifft, zu sublimieren.

Aufgrund der Zeitverschiebung wachte ich in den ersten Tagen regelmäßig um zwei Uhr auf. Als ich eines Nachts nicht mehr einschlafen konnte, beschloss ich, einen Nachtspaziergang zu machen. Ich schlüpfte in meinen Mantel, um mich vor der Kälte Quebecs zu schützen. Der Sternenhimmel erschien mir höher als in Europa, die Bäume ebenso. Beide luden mich ein zu einer geheimnisvollen Vertikalität. Getragen vom Rhythmus meiner Schritte durchsuchten meine Finger mechanisch die Innentasche meines Mantels und entdeckten darin ein sorgfältig gefaltetes Blatt Papier. Das war der Text[1], den mir der Pater geschenkt hatte. Ich hatte ihn vergessen. Da fiel mir der Blick des Priesters wieder ein und ich erahnte die Bedeutung des Blattes, das ich in der Hand hielt. Dieses Gefühl drängte mich dazu, meinen nächtlichen Spaziergang zu beenden und in meine Hütte zurückzukehren, um zu lesen, was darauf geschrieben stand.

---

1   Ich lade den Leser dazu ein, diesen Text zu entdecken. Er heißt Oxford Book of Carols, Text Nr. 557, *Das spirituelle Leben* und steht auf S. 11 dieser Ausgabe

Ich entdeckte ein Kirchenlied, das aus dem Oxford Book of Carols stammt und in England häufig zu Weihnachten gesungen wird, um des Herrn des Tanzes zu gedenken. So erfuhr ich, dass der Tanz, um den es ging, „am Anfang der Welt" erschien, in dem Augenblick, in dem das Universum sich in Bewegung versetzte. Ich begriff ebenfalls, dass dieser Tanz „vom Himmel gestiegen" war, um alle Menschen, die es wünschten, zum Tanzen zu bringen. Der Tanz konnte auch „die Lahmen heilen", indem er die Macht besaß, den verschlossenen und erstarrten Geist des Menschen in Bewegung zu versetzen. Aber es ergab sich, dass manche Menschen diesen Tanz ablehnten und ihm die Sesshaftigkeit eines in dunklen Dogmen und Überzeugungen verwurzelten Geistes vorzogen. Aber über all dies hinaus erkannte ich, dass der Tanz Ausdruck des Lebens war, das „niemals vergeht" und dass, wenn auch unsichtbar und den gewöhnlichen Sinnen des Menschen verborgen, es immer noch „den Tanz führt" in der Erwartung, dass alle wieder tanzen. Denn das Leben ist Bewegung...

Umgeben von dieser nächtlichen Stimmung, die zu mehr Höhe einlud, fühlte ich mich von den Worten dieses Liedes tief angesprochen. Jedes einzelne Wort löste ein Echo aus, das dem ziemlich ähnlich war, dem ich als Jugendlicher lauschte, als ich in den Bergen meine Stimme hoch und laut ausstieß und sie mir zurückkam. In dieser Stimmung konnte ich nicht wirklich schlafen. Ich hatte das seltsame Gefühl, dass jedes Wort mit einer leichten Verzögerung weiter hallte, angereichert mit Metaphern, Farben, und einen imaginären Fluss poetischer Eingebung durchsetzt von einer spirituellen Ekstase erzeugte.

Ich wohnte der Rückkehr des Herrn des Tanzes und seiner Einnistung in den Traum eines Mannes bei, der sich eine letzte Nacht gewährt, bevor er seinem Leben ein Ende setzt. Ich sah seinen Traum vor meinen Augen ablaufen: er bestand aus einem langen Zwiegespräch zwischen dem Denken des Herrn des Tanzes und dem Denken des Träumenden. Zwei ‚Denken', die sich untereinander austauschen konnten, wobei das eine Denken das andere unterrichtete. Das Denken des Tanzmeisters war mit einem offiziellen Ton besetzt und war Träger einer Botschaft, die allem Anschein nach die Gepflogenheiten des Verstands des Träumenden brach.

Als ich aufwachte, fühlte ich mich noch so angesprochen von dieser imaginären Dynamik, die sich meinem Bewußtsein aufgedrängt hatte, dass ich beschloss, die Geschichte dieses Träumers in einer Fiktion fortzusetzen, um eine lebendige Spur zu hinterlassen von diesem luftigen Traum, der in der Lage war, eine solche Bewegkraft mit so viel Wirklichkeit zu inkarnieren.

Der Autor, März 2016

Oxford Book of Carols
Übersetzung des Textes Nr. 557

Das spirituelle Leben

Ich tanzte am Morgen zum Anbeginn der Welt,
Ich tanzte mit Sonne, mit Mond und mit Stern,
Ich stieg vom Himmel und tanzte auf Erden,
In Bethlehem kam ich zur Welt.

Tanzt, wo auch immer ihr seid,
Der Herr dieses Tanzes bin ich,
Euch alle werd' ich führen,
Denn, wo auch immer ihr seid,
Euren Tanz, den führe ich.

Ich tanzte für Gelehrte und Pharisäer.
Sie wollten nicht tanzen noch folgen,
Ich tanzte für Fischer, Jakobus, Johannes,
Sie folgten und tanzten mit mir.

Ich tanzte am Sabbat und heilte die Lahmen,
Die Heiligen sagten, das sei eine Schande.
Sie peitschten mich aus und ließen mich nackt,
Am Kreuze genagelt, so musste ich sterben.

Ich tanzte am Freitag, der Himmel ward schwarz,
Schwer ist das Tanzen mit dem Teufel im Kreuz.
Sie legten meinen Körper ins Grab und dachten, das war's,
Doch ich bin der Tanz und führ' ihn noch immer.

Sie wollten mich töten, doch sprang ich noch höher,
Denn ich bin das Leben, das Leben, das niemals vergeht.
Ich werd' in dir leben, wenn du in mir lebst,
Denn wahrlich, der Herr dieses Tanzes bin ich.

Ach das Leben, das Leben
Sag, sag mir das Leben

Dieses Buch ist all denen gewidmet, die den Traum einer besseren Welt nicht aufgegeben haben.

Schöne Dinge lassen sich – so scheint mir – nur über den Traum erzählen, der Momente der Wahrheit, der Wirklichkeit in sich birgt.

Der Träumende ist ein Mensch, der vom Leben nichts mehr erwartete. Es gab für ihn nur noch eine – unwahrscheinliche – Rettung: eine zweite Geburt.

Tagsüber ein Niemand, wurde er in jener Nacht zum König. Das Universum wurde sein Reich. Im Schlaf erwachte er zu neuem Leben.

Der Autor
Am 25. Dezember 1992

Überlass Deine Feder den himmlischen Winden
In Dein geheimes Heft
Lass fließen die Tinte Deines Lebens
Nimm die Feder und lass sie tanzen
Unbesorgt und spontan

Liebe den Moment vor dem Denken
Er ist die Stille die zur Schöpfung wird
Überwinde den Zweifel in Deinem Kopf
Und finde den Ort
Wo Gelerntes nicht gilt
Tanz mit Deiner Feder
Lass Dich überraschen
Von auftauchenden Geschichten
Zu kostbar zum Verbergen

Jeder Buchstabe ein Kind
Dem Du das Leben schenkst
Aus einer verrückten Laune
Wenn das Gebären unbedacht
Wie die Schöpfung der Welt
Geboren aus Liebe
Zu groß für den Menschen

Lass Dich leben in Worten
Und vergiss sie gleich wieder

Mein Freund,
lass Dich überraschen

Meinen Körper habe ich hängenden Kopfes begleitet. Nein, ich habe ihn nicht gerettet. Nun ist es beschlossen. Morgen, ja, morgen verlasse ich diese Welt. Ich muss diesem Leben ohne Zukunft ein Ende bereiten.

Schweren Herzens sage ich Euch: das Leben ist gefährlich wie das Hochgebirge, trocken wie ein versiegter Bach und beschwerlich wie eine unnötige Reise. Trotzdem weiß ich das eine ganz sicher: Das Leben ist das Universum unserer Geburt.

Schlafen, damit noch ein bisschen Zeit vergeht.

Ein letztes Mal schlafen, bevor das Licht des anbrechenden Tages den Schatten meiner Verzweiflung beleuchtet.

Vielleicht begegne ich in meinem letzten Traum der Feder der Erkenntnis. Dann schlüpfe ich in ihre Tinte und lasse sie für mich das Leben neu erfinden: vergebliche Hoffnung desjenigen, der sich an das Unwahrscheinliche klammert.

Los, schlaf ein.

Plötzlich fegte ein Wirbelsturm durch meinen Körper. Er wehte mich in eine merkwürdige, neue Welt, eine Art Werkstatt. Dort standen Modelle, die aussahen wie Prototypen der Sonne, des Mondes und einiger großer Sterne. Das Modell eines Menschen war aber nirgends zu sehen. Das wunderte mich.

Dort befand sich auch eine imposante Persönlichkeit. Sie war ganz offensichtlich mit geheimnisvollen Aufgaben befasst. Wer war sie? Eigentlich konnte sie nur der Architekt dieses Ortes sein. Seltsamerweise – vielleicht durch Telepathie – beantwortete der Mann meine unausgesprochene Frage mit einer Geste des Bedauerns: „Leider wurde der Mensch nicht hier geschaffen! Die vom Schöpfer gezeichneten Pläne wurden von einem Dissidenten in einer mondlosen Nacht entwendet."

Er warf mir einen flüchtigen Blick zu, erkannte meine Enttäuschung und hielt mir dann einige Stücke eines Manuskriptes entgegen, aus dem Seiten herausgerissen worden waren.

Welch ein Wunderwerk! Das waren zweifelsohne die wenigen Skizzen, die von der Schöpfung des Menschen noch übrig geblieben waren. Der Architekt übergab sie mir mit der Behutsamkeit, die einem solch unschätzbaren, höchst geheim gehaltenen Schatz gebührte.

Die Zeichnungen hatten eine seltsame Macht: Die Schönheit und Reinheit ihrer Linien erweckten in mir sofort einen unsichtbaren und genüsslichen Tanz. Jede Bewegung glitt in die Tiefe einer gebogenen Linie, in die Unendlichkeit einer Spirale oder in das Entschweben eines den Himmel mit der Erde verbindenden Fadens.

Da erhob sich – woher, das weiß ich nicht – eine Melodie noch nie dagewesener Sanftheit: „Lass dich lieben, lass dich wiegen von der Lebenswelle des Universums".

Unbekannter Genuss, woher kamst du? War ursprünglich der Mensch von diesem sich bewegenden Glück beseelt? Warum, großer Gott, hatte ich das nie zuvor gespürt?

Völlig ratlos verstand ich plötzlich, dass mir möglicherweise bislang das Wesentliche gefehlt hatte. Diese Bewusstwerdung fügte dem Leid meines Lebens ein weiteres hinzu. Hatte mich dieses Lebensgefühl verlassen, oder war es im Gegenteil ich gewesen, der ich mich von ihm entfernt hatte?

Ich hatte noch nicht zu Ende gedacht, da antwortete der große Architekt bereits auf meine Frage: „Es stimmt. Der Mensch ist nicht mehr das, was er ursprünglich sein sollte. Er hat schwerwiegende Veränderungen durchgemacht. Nur wenige sind von der Mutation verschont und lebendig geblieben. Die anderen sind zwar in gewisser Weise auch lebendig, aber in den Augen des Vaters sind sie abwesend." Dann erhob er die Stimme und sang aus der Tiefe seines Herzens:

> Genieße die Trauer des Clowns
> Der das Kind das er in sich trägt
> Nicht zum Lachen bringen kann
>
> Teile die Ratlosigkeit des Musikers
> Der mit dem Ton seiner Flöte nicht
> Eins zu werden vermag
>
> Verspüre die Verzweiflung des Dichters
> Der nach Perfektion strebt
> Und das rechte Wort nicht findet
>
> Empfinde das Bedauern des Tänzers
> Der in seine Bewegungen den Tanz
> Des Lebens nicht einzuflechten vermag
>
> Dann wirst du den Schmerz des Schöpfers teilen
> Der machtlos den Abstand betrachtet
> Der ihn vom Menschen trennt

Ich war von dem, was mir der Architekt da anvertraut hatte, so erschüttert, dass ich nicht mehr denken konnte.

Ich hatte mich von meinem Schreck noch nicht erholt, da wurde ich an einen Ort befördert, an dem die Sterne ausgelöscht waren. Zum Teufel, war das ein finsterer Ort! Ich hob den Kopf und entdeckte eine stolze Gestalt, die ganz und gar dem Menschen ähnlich sah: „Sie sehen vor sich den Erfinder der menschlichen Rasse. Treten Sie ein. Dies ist mein Labor."

Ich ließ meinen Blick in alle Richtungen schweifen und erkannte zu meinem Entsetzen die fehlenden Seiten des großen Manuskripts – gänzlich abgeändert! Bei ihrem Anblick erstarrte mein Körper, mein Herz leerte sich und meine Knochen wurden hart. Einen Augenblick lang verspürte ich in meinem Körper das volle Ausmaß des tragischen Irrtums, dem der Mensch zum Opfer gefallen war! Ich schreckte zurück.

Der Erfinder hatte nichts bemerkt und begann eine endlose Aufzählung der verschiedenen Mutationen des Menschen: „Es gab eine Zeit, in der der Mensch und das Universum miteinander verschmolzen waren. Ich habe an deren Trennung solange gearbeitet, bis der Mensch zu dem wurde, was er heute ist. Das Denkorgan wurde aus einer grauen und weißen Masse geformt und mit einigen Windungen und Furchen versehen. So entstand ein System komplexer Labyrinthe, die das Erforschen von Innen und Außen durch das Denken verhindern sollten."

Ich war so verblüfft, dass ich nicht mehr zuhörte. Ich hatte nur noch einen Wunsch: weg von hier!

Kaum hatte ich diesen Wunsch ausgedacht, da wurde ich von mächtigen himmlischen Winden erfasst, die mich an einen Ort nie gekannter Transparenz brachten. Seltsames Gefühl, das dem eines Neugeborenen glich, das die unmögliche Wirklichkeit des Lebens entdeckt.

> *Vergiss alles mein Freund*
> *Wie der Schmetterling der die Raupe vergisst*
> *Ich bringe dir*
> *Das Tanzen mit dem Universum bei*

sang eine Stimme mit tänzerischen Akzenten.

Verdutzt fragte ich: „Wer bist du? Wo bist du? Ich sehe dich nicht!"

> *Senke deine Augenlider noch ein wenig*
> *Dann wirst du mich erblicken*
> *Im Inneren deines Körpers*

Wieder fühlte ich das Leben durch mich hindurch wirbeln. Es sprach mit mir in Worten der Liebe:

> *Ich bin eine tanzende Bewegung*
> *Mit der Kraft eines ruhenden Vulkans*
> *Und mache meinem Namen alle Ehre*
>
> *Ich bin eine Feder*
> *Die nicht mehr überlegt*
> *Welche Worte sie wählt*
>
> *Ich bin ein Musiker*
> *Dessen Melodien ohne*
> *Tonleitern auskommen*

> *Meine Tanzbühne ist das gesamte Universum*
> *Ich atme dessen Blut*
> *Ich schöpfe meinen Atem in seiner Ader*
> *Und mein ganzer Körper wird*
> *Zu seinem Lebensbaum*
> *Und tanzt zu den Launen ferner Winde*

Unwahrscheinliche Begegnung, die mir ein nie empfundenes Gefühl der Freiheit vermittelte. Dieses Leben in Bewegung, das ich kurz erleben durfte, hatte etwas so Vornehmes, dass sogar die Gitter meines Gefängnisses sich zu öffnen schienen. Aber sehr bald kehrte meine Traurigkeit zurück, als ich mir wieder an dieser Scheibe die Nase platt drückte, die mich von den schönen Dingen meiner selbst trennte, die ich bereits erahnte.

Darüber vergaß ich fast die Worte meines unsichtbaren Begleiters: „Du wirst in den Armen des Universums tanzen."

Einen Augenblick lang sah ich mich als großer Solotänzer inmitten der Menschen. Verrückter Gedanke: Mein Körper begann in alle Richtungen zu hüpfen, meine Muskeln fingen an zu schmerzen und meine Beine turnten in der Luft, aber immer nur viel zu kurze Zeit.

Traum oder Albtraum?

Zum Glück meldete sich die tanzende Bewegung wieder zu Wort:

> *Ich bin der Tanzmeister des Universums*
> *Ich werde dir das Tanzen beibringen*
> *Unter Missachtung sämtlicher Gesetze*
> *Die den Menschen bekannt sind*

Besorgt antwortete ich: „Ich kann nicht tanzen. Ich bin nur ein enttäuschter Träumer, der Geschichten erfindet, um sich aufrecht zu halten."

> *Bist du sicher*
> *Na gut*
> *Das wirst du später sehen*
> *Hör zu*

Vergiss alles,
mein Freund

Diese seltsame Welt, die sich auf diese Weise im Traum offenbarte, machte mich bestürzt. Unwahrscheinliche Wirklichkeit, in der die Figuren mit Ausnahme des Erfinders keine menschliche Gestalt hatten, in der das stille Wort augenblicklich ein Empfinden auslöste, in der der klare Blick meine Erscheinung durchdrang und in meinem Körper ein breites Lächeln hervorrief.

Und dann dieser Tanz, der mein Inneres belebt hatte, als ich in meinen Händen die Skizzen des lebendigen Menschen hielt, und der erneut da war, als der Tanzmeister, von mir fast unbemerkt, sein Herz in das meine legte. Ich sagte fast, denn wie konnte ich ein solches Fest in meinem Körper ignorieren, wenn überall sonst alles umzustürzen schien?

Ich war ein profaner Mensch. Ich gehörte nicht jener Gemeinschaft an, die auf einen göttlichen Willen hofft, um ihre Probleme zu lösen. Ich würde sogar sagen, dass ich an nichts glaubte, nicht einmal an Träume. Ich hatte übrigens längst aufgehört zu träumen.

> *Höre gut zu*
> *Ich spreche mit dir von dort*
> *Im Inneren Deines Körpers*
> *Such mich nicht mit deinen Augen von hier*
> *Denn ich bin von woanders*
> *Oder vielleicht von nirgendwo*
> *Von jenem Ort in dir*
> *Der dir nicht wirklich gehört*

Rätselhaft. Diese Stimme wäre rätselhaft gewesen, hätte sie nicht gleichzeitig in meinem eigenen Körper eine solche Resonanz hervorgerufen. Ganz offensichtlich ging die Lehre des Tanzmeisters am Verstand vorbei. Hier war alles unmittelbar.

Dennoch misstraute ich dem, was ich begriff. Es wäre nämlich einfach gewesen, die Worte des Tanzmeisters nach meiner Vorstellung zu verändern. So wären Missverständnisse entstanden, die mich von der Wirklichkeit entfernten.

Das ist was ich denke
Und leg' mir nie in den Mund
Was ich nie gesagt habe
Wirklich real ist die Wirklichkeit nur für den
Der nichts mehr von ihr erwartet

Der Tanzmeister schien mit den Worten zu jonglieren. Nie aber missbrauchte er sie. Ich ahnte, dass es müßig sein würde, mit ihm über den Sinn seiner Worte zu plaudern.

Willst du etwas von mir
So verlange nichts von mir - niemals
Denn ich geb' Dir schon alles

Wozu auch lange Gespräche, wenn sich den Worten der Beweis durch das Gefühl hinzugesellte? Ich war fasziniert von der Ausstrahlung dieser Präsenz, die, obwohl unsichtbar für meine Augen, so konkret fühlbar war.

Vielleicht gibt es in mir einen Ort
Der genau das ist
Was du für dich selber erträumst

Entdecke ihn jenseits der Form
Dann beginnst du vielleicht
Die Frucht der Beziehung
Zu dem was du für unwirklich hältst
Zu lieben

Leicht wird das nicht werden. Wahrscheinlich werde ich bis an die äußerste Grenze meiner selbst gehen müssen. Um voranzuschreiten, werde ich wohl die Dinge ergründen müssen, die ich von vornherein ablehnte, um dann vielleicht die Frucht meiner verborgenen Träume zu ernten. Aber mein Denken haftete noch zu sehr am Althergebrachten. Es war wie eine Form, hinübergerettet aus alten Zeiten, als ich noch an vorgegebene Ziele glaubte.

Ideen über Ideen
Über alles und jedes
Untauglich für die Gegenwart

Gib schlicht und ergreifend
Die Idee von der Sache auf
Und schenk' dir einen Augenblick
Völliger Sorglosigkeit
Jenen Ort an dem es
Keine Missverständnisse mehr gibt

Der Herrschaft der konstruierten Ideen zu entrinnen hieß die Sorglosigkeit in einer für mich neuen Form zu lernen. Es galt, der Ausführende dessen zu werden, was mich seit jeher zu lenken schien.

Akzeptiere mich als deinen Diener
Nichts weiter
Lass mich in die Mulde deiner Hoffnung
Die Worte flüstern:
Keiner besitzt das Monopol über das Leben
Jeder ist nur dessen
Mehr oder weniger glücklicher Bewahrer

Jetzt oder nie! Ich musste mich mit mir selbst konfrontieren. Nun hatte ich alle Trümpfe in der Hand und konnte mich für immer erneuern.

Sieh ein dass der Mensch sich bessern kann
Und dass er noch nicht vollendet ist

Lass dich auf das Abenteuer des sechsten Sinnes ein
Der in deinem Körper wohnt
Und sich den Anderen mehr öffnet

Auf dem tiefsten Grund meiner früheren Verzweiflung hatte ich einen Diener gefunden. Er sagte nicht mehr und nicht weniger. Und dennoch begann ich bereits, ihm mein Leben zu schenken. Dabei kannte ich ihn kaum.

Du kennst mich
Aber du weißt nicht mehr
Wer ich bin

Hast du nie gespürt
Welches Privileg es ist
Lebendig zu sein

Hast du es nie geliebt
Dich vom Leben
Überraschen zu lassen

Ich betrat eine völlig unbekannte Welt. Sollte ich fliehen, sollte ich bleiben? Einen Augenblick lang zögerte ich. Aber das Abenteuer, das da auf mich zu warten schien, war einfach zu groß. Ich hatte das dumpfe Gefühl, dass ich bald einem vergessenen Teil meiner selbst begegnen würde. Lebendig sein hieß nun nicht mehr nur denken, sich bewegen, schlafen, essen, trinken oder sich ausruhen. Ein in meinem Körper verborgenes Geheimnis begann sich zu zeigen.

Ich schritt dem Leben entgegen – diese Überzeugung wuchs in mir. Gleichzeitig wurde mir aber bewusst, dass lebendig werden möglicherweise für den Menschen das Schwerste überhaupt ist. Alleine fühlte ich mich dazu nicht in der Lage. Mein Meister erriet alles.

Trau dich und nenne Vater
Der dich gezeugt
Im Bauch des Universums

Erinnere dich an die Mutter
Die dich wiegt im Rhythmus des Lebens
Im Inneren Deines Körpers

Erst dann wird der Sohn der du bist
Wieder tanzen in Seinem
Von Vergessen versehrten Leib

Sanftheit Glück und Licht
Werden deine Spielgefährten
Und deine Schwester wird tanzen
In der unsichtbaren Schönheit
Deines Körpers

Dann wirst du zum wichtigsten Menschen
Auf dieser Erde
Denn an diesem Ort sind alle gleich

Mein Körper war der Schauplatz meines Lebens. Dort spielte eine Gegenwart, die den Puls der Menschheit schlug, und ich wusste nichts davon. Die Anwesenheit meines neuen Gefährten ließ mich etwas Hoffnung schöpfen. In seinem Blick wurde er zu einem Teil meines Lebens. In seiner Stille wurde er zum anderen Teil meines Lebens. Und eigentlich raubte ich ihm seinen Schatz ja nicht. Ich ahnte, dass er ihn mir bereits geschenkt hatte.

Mit einer verwirrenden Geschwindigkeit hörte ich auf, die Figur in einem Bild zu sein, die den Maler anklagt, sie gemalt zu haben: ohne ihn wäre sie nicht.

Ich entdeckte, dass ich zwei Zeuger hatte: den Vater meiner Form und den Vater des Unsichtbaren. Ohne diese beiden wäre ich auch nicht.

Vielleicht war diese Bewusstwerdung der Anfang einer unendlichen Dankbarkeit gegenüber der Tatsache, einfach lebendig zu sein.

Früher sah ich überall nur das Böse. Meine Lebensregeln leiteten meine Schritte und ich teilte fröhlich und ohne zu zögern alles in Gut und Böse auf. Ich hatte das Gefühl, einer gerechten Sache zu dienen. Im Namen meiner Grundsätze wäre ich sogar bereit gewesen, gegen den Krieg in den Krieg zu ziehen! Einen „gerechten" Krieg gegen einen „ungerechten" zu führen.

Ich hatte so viel Zeit damit verbracht, die äußere Ungerechtigkeit zu bekämpfen. Dabei schrie mein eigener Körper vor Ungerechtigkeit auf. Ich aber hörte ihn nicht.

Hier schien es besser, in aller Demut und Stille mit dem Leben Frieden zu schließen und mich solange in Geduld zu üben, bis mein Körper und das wieder gefundene Leben ein Bündnis schließen würden.

> *Sieh' wie die Menschen sich gerade halten*
> *Kerzengerade*
> *So gerade dass sie sich nicht beugen lassen*
> *Als würden sie aus der Höhe ihrer geraden Haltung*
> *Auf den anderen herabschauen*

Ich begriff sehr bald: Der Körper war ein offenes Buch. Und dieses Buch erzählte die Geschichte des Menschen, der eines Tages beschloss, sein Leben und das der anderen in die Hand zu nehmen.

Ich entdeckte, dass mein Körper auf die Probe gestellt wurde. Auf eine harte Probe. Ein einziger Blick des Meisters und ich erlebte alle stillen Konflikte, die seit Anbeginn meiner Geschichte in meinem Körper herrschten. Diese Geschichte enthüllte sich gnadenlos: die Selbstverständlichkeit der reinen und ganzen Wirklichkeit eines Lebens, das in einem in Zaum gehaltenen Körper erstickte.

Kennst du die Geschichte
Des programmierten Menschen
So programmiert
Dass er es gar nicht weiß
So programmiert
Dass er sein Recht verteidigt
Sich nicht zu verändern

Kennst du die Geschichte
Des eingesperrten Menschen
Eingesperrt in einem Käfig
Von Grundsätzen
In einem mehr oder weniger großen Käfig
Den wir Belieben nennen
In einem Käfig mit goldenen Stäben
Den wir Moral nennen
Sein Wärter weiß nicht
Dass sein Schlüssel keine der Türen
Aufzuschließen vermag
Mit der Zeit hat sich
Das verrostete Schloss
In sich selbst verschlossen

Ja - Alles ist verriegelt
Rechts wie links
Vorn wie hinten
Da schaut der Mensch
Nach oben
In der Hoffnung auf eine Rettung
Die doch nur von innen kommen kann

Meister, bitte hör auf! Seine Worte waren für mich ein Albtraum. Ein bisschen wie der, den ich im Labor des Erfinders der menschlichen Rasse erlebt hatte.

Ich fühlte, wie meine Muskeln sich anspannten. Sie wollten mich eine Haltung bewahren lassen, die der Steifheit meines Denkens entsprach.

Mein Körper war in einer Zwangsjacke gesperrt, die mich daran hinderte, frei zu atmen und einen anderen Weg zu gehen.

Du sprichst mit deinem Mund
Und der Körper – deine Behausung - ist verlassen
Als hätte es ihn nie gegeben

Du denkst mit deinem Kopf
Und beraubst deinen Körper
Der Worte die er sagen wollte

Deine Beine marschieren im Stechschritt
Der Soldaten des Überlebens
Die alles ordnen
Im Namen einer festen Ordnung
Für immer festgelegt

Deine Arme strecken den Finger aus
Als Zeichen einer strengen Justiz
Im Namen eines erfundenen Gesetzes

Dein Rumpf ist ein Panzerschrank
Dort hortest du Liebe
Wie ein Geizkragen seine Taler

Die Worte des Meisters waren hart. Ich konnte es nicht länger leugnen: Mein Körper hatte kein Mitspracherecht.

Plötzlich war ich verblüfft: Durch den Zauber meines Meisters war ich einen Moment lang wieder zum Baby geworden. Ich entdeckte eine naive Welt. Laut und Bewegung waren unzertrennlich miteinander verbunden in meinem Ruf an die anderen. Dann wurde der Laut zum Wort, das Wort zum Satz, der Satz zu einer kodierten Sprache. In diesem Augenblick spürte ich in meinem Fleisch die Trennung zwischen den Worten und der Bewegung: schmerzhafte Einsamkeit eines Körpers, der plötzlich von seinem Bruder im Leben verlassen wurde, der zu viel wusste, um sich noch um einen Schrei in Bewegung zu kümmern. In dem Moment dachte ich, dass mein Körper sich sicherlich überzeugen hatte lassen, auf seine Spontaneität und seine Authentizität zu verzichten, um sich in den Dienst von programmierten Ideen zu stellen.

> *Du handelst wie der Musiker*
> *Der seelenlos auf seiner Flöte spielt*
> *Du führst deine Existenz*
> *Wie der Dirigent*
> *Der sich vom Notenblatt nicht trennen kann*
> *Das andere geschrieben haben*
>
> *Ermesse wie sehr*
> *Alles in dir vorgegeben ist*
> *Bevor du nur handelst*
> *Und dennoch wartet alles in dir*
> *Auf den Augenblick*
> *In dem deine Antwort*
> *Der Spontaneität*
> *Deiner Lebensintelligenz entspringt*

Spontaneität – ich hatte dich verlassen. Ich hatte geglaubt, ich wäre frei in meinen Handlungen. Nun aber wusste ich, dass jede meiner Handlungen dich missachtete. Wie viele versteckte Impulse hatte ich aufgeschoben, um ihnen dann doch nie zu folgen?

In jenen Augenblicken warst du, Spontaneität, meine einzige Verbindung zum Vater. Und ich wusste es nicht.

Von nun an würde ich es wagen, mich von meinem Impuls überzeugen zu lassen und der Sohn, zu dem ich wurde, würde darin den Vater erkennen.

Tarnung – in deinem entsprechenden Gewand wusstest du alles über alles und hast mich stets getäuscht. Meine Kreativität lag im Sterben. Sie starb, weil sie es nicht vertrug, nach deinem Belieben verwandelt zu werden, nur weil ein Schmeicheln meinen Stolz genährt hatte: den anderen gefallen, anstatt zunächst einfach nur für das Leben zu existieren.

Bequemlichkeit – deine ängstliche Vorsicht hatte mein Äußerstes daran gehindert, unter allen Umständen ich selbst zu sein.

Lass Raum der Stimme
Die dir zuflüstert
Was du sagen sollst
Was du tun sollst

Glauben oder nicht glauben: diesmal war ich nicht gebeten worden zu wählen. Im Gegenteil: Ich musste die Illusion aufgeben, den richtigen Weg im Voraus zu kennen und musste mich von dem Vertrauen in mein Schicksal leiten lassen.

Umkehren grenzte nun an Selbstmord und beim Aufrechnen meiner streitigen Vergangenheit ging meine Freude verloren. Sollte ich tun oder nicht tun? Wie konnte ich heute all diese Fragen beantworten?

Schau lieber zu
Wie das Ereignis auf dich zukommt
Mache daraus ein glückliches Ereignis
Allen Widrigkeiten zum Trotz

Fang immer wieder von vorne an
Denn jede Sekunde ist ein Geschenk
Das sich nicht wiederholt
Und das den einzigen Sinn
Deines Lebensweges darstellt

Du Unbekannter, du Bruder im Leben, aus deinem leuchtend dunklen Versteck beobachtest du mich schon lange. Du hast auf mich gewartet und wolltest mir sicher die Nacht meiner Träume schenken. In meinem Kontakt zu dir erblickte ich meine Grenzen. Viel zu häufig nahm ich das Wort rational in den Mund und wollte auf diese Weise meine fehlende Neugierde, meine mangelnde Lebenslust, meine zu geringe Bescheidenheit rechtfertigen. Ich wollte mich ändern.

> *Kennst du die Geschichte jenes Kindes*
> *Das obwohl es wächst*
> *Immer die gleichen Schuhe trägt*
> *Das Neue ist nur dann möglich*
> *Wenn etwas in dir sich ändert*
> *Es ist ganz einfach aber möglich*
>
> *Hast du nicht Lust weiterzulesen*
> *Bei der einen Seite bleiben*
> *Weil diese dich in ihrem Bann hält*
> *Ist das nicht verfrüht*
>
> *Los - schlag die Seite um*
> *Und blättere dich durch dein Leben*
> *Im Laufe der Zeit*
> *So wie ein Kind die Lektion seines Lebens lernt*

Es blieb mir nichts anderes übrig als mir einzugestehen, dass es tatsächlich eine andere Art und Weise gab, die Dinge des Lebens wahrzunehmen. Und oft fragte ich mich, was der Meister wohl damit gemeint hatte, als er einmal über die Bedeutung des sechsten Sinnes mit mir gesprochen hatte. Aber wie konnte ich den Zugang dazu finden?

Verzichte darauf mit deinen Augen zu sehen
Damit dein Blick die Wirklichkeit
Nicht mehr verforme

Verzichte darauf mit deinen Ohren zu hören
Damit dein Zuhören die Worte
Nicht mehr bewerte

Verzichte darauf mit Deiner Zunge zu reden
Damit du nicht mehr im Namen
Deiner Ideen sprichst

Kannst du dir vorstellen dass dein Leben
Von einer höheren Intelligenz diktiert wird

Ohne Unterlass forderte der Meister mich auf, darauf zu verzichten, mein Leben nach eigenem Gutdünken zu führen. Dann, so sagte er mir, brauchst du nur noch deine Gewissheiten in Frage zu stellen und der höheren Intelligenz, die dein Leben leitet, zu vertrauen.

Eigentlich gefiel mir das, aber mich völlig dieser Intelligenz anzuvertrauen, die sich meiner Kontrolle entzog, das ging doch zu weit. Wie konnte ich in der Dauerhaftigkeit des unvorhersehbaren Ereignisses leben, wenn man mir mein Leben lang beigebracht hatte, immer vorauszuschauen?

Hab wieder Vertrauen
Und wenn du verzweifelst
Zögere nicht dich jenem anzuvertrauen
Der alles weiß
Im geheimsten Sinne deines Lebens

Es gibt nichts was wirklich unnütz wäre
Unheil oder Opfergabe
Du hast die Wahl
Feind oder Freund
Du entscheidest
Aber warte nicht auf das ferne Glück
Denn es ist bereits hier

Mir wurde bewusst, dass mein ganzes Leben ein einziges Wettrennen nach dem Glück gewesen war. Ein Warten ohne Hoffnung, da dieses Warten abhängig war von dem unvorhersehbaren Ereignis. Letzteres wiederum scherte sich nicht um mein Warten und machte mir stattdessen unerwünschte Geschenke.

Lerne dein Glück
Nicht auf morgen zu verschieben
Denn bist du heute nicht glücklich
So gibt es keinen Grund
Es später zu sein
Du - du allein
Kannst alles in Glück verwandeln

Mit Schrecken zog ich den Schluss, dass auf diesem Weg niemand sein Glück auf eine Hoffnung bauen konnte, die vielleicht nie in Erfüllung gehen würde.

Überlass' dein Leben
Dem Meister des Universums
Im Gegensatz zum Menschen
Braucht er doch seine Vollkommenheit
Nicht mehr unter Beweis zu stellen
Oder?

Wenn du in seinem Sinne handelst
Wird man dir nachsagen
Dass du nur Unsinn machst
Es ist mühsam ständig zu wiederholen
Dass der Mensch ein Abenteuer ist
Das es immer wieder neu zu entdecken gilt

Einzigartig, ich war einzigartig, wie hatte ich es vergessen können? Keiner konnte es mir nachmachen, und ich konnte es keinem nachmachen, denn mein Leben war ein Manuskript, das sich im Verborgenen meiner neuen Nahrung von selbst schrieb und sich mit jedem Schritt, den ich wagte, wieder löschte.

Verzeih mir, Unerschrockenheit: Du lehrtest mich das Unvernünftige und ich antwortete dir mit dem Vernünftigen. Verzeih mir, Vertrauen: Du gabst mir Flügel, um die Hindernisse zu überfliegen, und ich setzte dir Misstrauen entgegen.

Ich kam an die Grenzen meiner Angst, zu weit zu gehen, an jenen Punkt anzugelangen, an dem es keine Rückkehr mehr gab.

Nie mehr werde ich anderen die Wahl überlassen, wohin mein Leben gehen soll.

Diesen Entschluss belohnte mein Meister mit einer Geschichte, wie nur er sie erzählen konnte.

Nach langem Nachdenken entschloss sich ein Wort, aus seinem Satz zu steigen. Dieser Entschluss war so bizarr, dass die edlen Worte empört ausriefen: „Bist du verrückt geworden! Wir stammen aus der Feder des größten Denkers aller Zeiten!" Als dies nichts half, riefen dann alle Akzente: „Spinnst du! Ohne dich hat unser Satz doch gar keinen Sinn mehr!"

Aber auch dies half nichts: Von einer geheimnisvollen Bewegung belebt, strampelte sich das Wort frei und schob diejenigen, die die Hände gebunden hatten, beiseite. Aber die Gemeinschaft schloss sich zusammen und mobilisierte sich, um den Reim des Jahrhunderts zu retten.

Angesichts der Überzahl änderte das Wort seine Strategie: „Ich werde über jedes der Worte böse Gerüchte verbreiten." Es fing auch sofort damit an:

„Aus deinem Kontext gerissen bedeutest du nichts mehr!"

„Allein bist du für niemanden interessant!"

So lief bald, von Wort zu Wort, das Gerücht, dass von nun an nichts mehr so wirklich gewiss war.

Das Wort nutzte die allgemeine Verwirrung und verabschiedete sich hastig vom Satz. Dann schrie es noch laut und deutlich:

„Ich heiße Freiheit, und das ist das Wort, das ich darstelle!"

Da kam ein Ungebildeter vorbei und brach vor so viel Freude in schallendes Gelächter aus. Zusammen tanzten sie bis zum Morgengrauen.

Vergessen, und nie wieder zurückschauen, auf der Suche nach einem Anker, an dem zu viele Leute sich an der verlorenen Zeit festhalten. Meinem Schicksal war meine Vergangenheit ziemlich egal; es schritt voran und wartete nicht auf mich.

Nie mehr werde ich die flüchtige Sekunde ungenutzt lassen, die die Zeit markiert. Ich werde mich ihrer Geschwindigkeit überlassen, werde ihre unendliche Langsamkeit finden. So und nur so werde ich die Zeit haben, das zu erleben, was von Gegenwart zu Gegenwart geboren wird.

> *Liebe das Leben wie es dich liebt*
> *Dann wird es dir*
> *Den Geschmack des Neuen schenken*
> *Den Genuss des Unvorhersehbaren zuteil werden lassen*
> *Und die Neugierde der Unschuld offenbaren*

Ich fasste den festen Entschluss, dass ab jetzt nichts mehr wirklich umsonst sein würde. Jedes Ereignis meiner Bewegung würde eine Opfergabe sein, jeder Gipfel ein Sieg und kein Tal jemals wieder eine Niederlage.

> *Hinter all diesen Höhen und Tiefen*
> *Versteckt sich der Wille des Vaters*
> *Der dich lehrt nicht mehr zu zweifeln*
> *Sondern in vollen Zügen zu leben*

Vertrauen, ich heiratete dich damals für immer. Du warst der Schlüssel, von dem alles abhing. Misstrauen, du hattest mein Leben vergiftet und nichts gelöst. Wie schwer war es doch, sich auf diese Weise dem unumgänglich Unvorhersehbaren zu unterwerfen!

Was kann ich dafür
Wenn das Neue
Nicht alt ist

Was kann ich dafür
Wenn das Bekannte
Sich nicht in den Augenblick des Unbekannten
Hineingleiten lassen kann

Ich kann dich deine Schritte
Nicht in eingetretene Fußstapfen setzen lassen
Du würdest nur Rückschritte machen

Ich werde dir ein Geheimnis verraten
Nie wird der Schöpfer dich fragen
Erinnerst du dich?
Nein und nochmals nein
Die Schöpfung ist nicht Erinnerung
Sondern Geburt

Menschliches Wissen, womöglich bist du eine kollektive Illusion, die mit der Zeit ausstirbt?

Menschliche Wissenschaft, stehst du in trügerischem Wettbewerb mit der ursprünglichen Alchimie des Schöpfers?

Ich fragte mich, ob der Mensch nur deshalb intelligenter war, weil er vorgab, Lösungen für Probleme zu finden, die es vielleicht nie hätte geben sollen. Preise wurden für alles Mögliche verliehen, aber mich ließ der Gedanke nicht los, dass, wenn er vernünftig wäre, der Mensch sich als Belohnung die Freude schenken würde, über so viel Schönheit in unserem Lebensraum zu staunen.

Der Schöpfer kennt weder Wissenschaft
Noch Literatur
Er erschafft im Rhythmus seines Gebens

Ein Moment der Einsamkeit
Da ward der Mensch
Ein Moment der Kälte
Da schien die Sonne

Ein Moment der Dunkelheit
Da leuchtete der Mond
Ein Moment der Langeweile
Da sangen die Vögel

So war es mit den Bergen,
Den Wäldern - den Tälern - den Meeren
Und den Insekten

Was wünschst du dir
Was er dir nicht wirklich geben könnte
Wünschst du es denn wirklich

Mit Entzücken entdeckte ich die Geheimnisse des Universums, die der Meister mir nacheinander enthüllte. Jedes Bild lief wärmend in meinem eigenen Körper ab. Der Meister sprach entschieden meine Innerlichkeit an, nie wendete er sich an meinen Kopf. Meine Gewissheiten waren ihm völlig unwichtig. Ihn interessierte nur eins: die Intelligenz des Erlebten, denn, so sagte er, sie war mehr wert als alle Reden dieser Welt.

War ich aber innerlich bereit, meine alte Welt endgültig zu verlassen? Ich spürte ganz deutlich, dass ein einziger Blick meines Meisters genügen würde, um mich für immer von all meiner Zurückhaltung zu befreien. Ich war von seinem Universum fasziniert. Warum zögerte ich noch?

Der greifbarste Beweis, dass es Gott gab, befand sich in den Heiligen Schriften, das wusste ich. Aber langsam entdeckte ich, dass der greifbarste Beweis, dass es das Leben gab, im Körper zu finden war. Ich stellte fest, dass die Wirklichkeit des Erlebten mich völlig aus dem Gleichgewicht brachte: Sie verlangte von mir, dass ich mich änderte – ohne Umschweife, vielleicht sogar unwiderruflich.

Mir wurde auch bewusst, dass die tatsächliche Existenz der nicht greifbaren Dinge Verwirrung unter den Menschen stiften würde.

Dies galt auch für mich: Der Beweis störte und stärkte mich zugleich.

Der Meister half mir mit seiner anhaltenden Aufmerksamkeit. Seine Worte taten mir gut und gaben mir Hoffnung hinsichtlich meiner Zukunft. Die Liebe schien mein neues Heil zu sein.

> *Mein Freund, so lange schon*
> *Wartete die Liebe deines Lebens auf dich*
> *Im Fleische deines Fleisches*
> *Sie war gekommen*
> *Und du hattest sie nicht gesehen*

Meine menschliche Bedingtheit hatte mich gelehrt, die Dinge des Lebens zu lieben aber nicht das Leben selbst; den Beweis für die Liebe, aber nicht die Liebe selbst. Mein Körper litt unter dieser Unkenntnis und meine Liebe für meine Geliebte reichte nicht aus, um ihn zu befriedigen.

Wegen ihr war ich bereit gewesen zu sterben. Für das Leben fühlte ich mich nun bereit, neu geboren zu werden.

Nun konnte ich über die Geschichte auch lachen, die mein Meister mir eines Tages erzählt hatte:

Im Land der Bewegung tauchte eine Sternschnuppe auf und unter in den Lüften wie ein Delphin im Meer. Sie leuchtete im Glanze der Freiheit und kümmerte sich nicht um die Wolken, die den Menschen vom Himmel trennten.

Eines Abends aber war sie so zerstreut, dass sie unabsichtlich in das Herz einer wandernden Seele fiel. Sie verliebten sich auf der Stelle ineinander und heirateten nach den Regeln der Zeit.

Das Funkeln der Sterne schlug die Sekunde, die Abstand schafft. Da überkam die Sternschnuppe Sehnsucht: „Bin ich denn nicht auf dieser Welt, um hin- und herzureisen?"

Und auch die Wanderseele fragte sich: „Bin ich nicht dafür da, die Menschen zu besuchen?"

Die Behausung wurde dunkel und die schöne Nachtschwärmerin ging immer mehr auf Reisen und überließ ihren Gefährten der dunklen Einsamkeit einer körperlosen Seele.

Dieser zündete dann seine Kerze an und dachte ganz fest an seine Geliebte. Er war so von seinem Traum gefangen, dass er sich die Finger an der Flamme verbrannte.

Enttäuscht zog er die Decke des Himmels über den Kopf und schlief ein. Das Feuer seines Herzens verbrannte seine Begierde.

Ein vorbei fliegender Engel sah seine Verzweiflung und schenkte ihm eilig seine Flügel. Da flog er fort und machte sich auf die Suche nach seiner geliebten Sternschnuppe. Er fiel aber nur noch tiefer.

Da verlor er endgültig den Mut, weinte dicke Tränen, die die Flamme seiner Liebe auslöschten. Seit diesem Tag sät die von ihrem Gefühl befreite Seele großzügig das Leben in die Körper der Menschen.

Mein Freund,
geh' in dich

Die Lehre meines Meisters begann, Früchte zu tragen. Er schien mit dem Ergebnis der Arbeit zufrieden zu sein. Der Moment ist gekommen, so sagte er, tief in mir das Leben zu entdecken, das seit jeher auf mich wartete. Das war ein bedeutender Moment. Er belohnte mich für den wahrhaften Kreuzweg, den ich zurückgelegt hatte und der mich dazu geführt hatte, meine Denkautomatismen radikal zu ändern.

Jedes Wort war wohl bedacht und hatte die Macht, in meinen festgefahrenen Überzeugungen Verwirrung zu stiften. Gleichzeitig aber war jedes Wort eine neue Öffnung, die mich aufforderte, in die geheimnisvolle Welt meines inneren Körpers zu dringen.

> *In deinem Herzen sollst du*
> *Neu geboren werden*
> *Auf dass seine harten Konturen*
> *Erweichen mögen*
> *Dann wird der lebendige Kreislauf*
> *Deines Herzens*
> *In wahrhafter Liebe*
> *In deinem Körper erstrahlen*
>
> *Dann wird aus der Liebe*
> *Die unsichtbare Bewegung*
> *Entspringen*
> *Deren Aufgabe es ist*
> *Jene Teile zu wecken*
> *Die vom Leben nichts mehr spüren*

Mein Meister erteilte mir einen ganz klaren Befehl. Ich sollte aufhören, im Außen herumzuwirbeln. Ich sollte mich vielmehr in mein Inneres niederlassen und nach nichts mehr suchen. Dann würde die innere Bewegung zu mir kommen, mit der Freude eines Vaters, der nach vielen Jahren der Trennung seinem Kind wieder begegnet.

Ich lehre dich die Nicht-Meditation
Frei von zu gelehrtem Wissen
Frei von zu ehrgeiziger Konzentration
Frei von zu erstarrten Haltungen

Wie immer waren die Vorschläge einfach. Ich sollte die Augen schließen, damit der Blick das Innenleben berühre, und sollte mich völlig entspannen. Die Position konnte ich frei wählen.

Entdecke die Anwesenheit
Deines unsichtbaren Tänzers
Verborgen in deinem ruhenden Körper

Du hast in dir die lebendige Spur
Deines Lebens in Bewegung
Das sich in deinen Knochen entfaltet
Das sich in deinem Herzen einrollt
In einer Langsamkeit
Die an Unbeweglichkeit grenzt

Unbeweglich – und da ist der Tod
Beweglich – und da ist wiedergefundenes Leben

Es gab eine unumgängliche Tatsache, die ich auch tatsächlich so empfand. Ich konnte Zeugnis davon ablegen: Das Leben war eine unsichtbare Bewegung, die sich in der Tiefe des Menschen verbarg und allen Regeln des Scheins trotzte.

Da erinnerte ich mich an die Erfahrung, die ich gemacht hatte, als ich die ursprünglichen Skizzen des Menschen erblickt hatte. Hatte ich diesen Tanz bereits vergessen?

Vergessen - verlassen vom Menschen
Der die Fruchtschale vorzog
Und die Frucht verschmähte

Dieser Tanz ist ein neues Gebet
Das den Körper ermuntert

Das Geheimnis auszudrücken
In der Welt des Sichtbaren

Ich ahnte es, dieser Tanz bekundete meine ewige Herkunft. Ich hatte das seltsame Gefühl, ein zeitliches Schaltglied eines Ewigkeitsmomentes zu sein. Ein verrückter Gedanke kam mir in den Sinn: Vielleicht gab es mich ja bereits vor meiner Geburt, und vielleicht würde es mich auch noch nach meinem Tod geben. Tröstender Eindruck, der das Schreckgespenst eines unnötigen Todes verblassen ließ: eines langsamen Sterbens in der Erwartung eines endgültigen Todes. Ich ermaß, wie sehr diese Nähe zum Tod meine Aufmerksamkeit heimlich gebunden hatte und wie dies mich wahrscheinlich hatte vergessen lassen, dass es das Leben gab.

Mein Körper war die Kapelle meines Lebens, und ich wusste nichts davon. Über ihn begann ich mich lebendig zu fühlen. In ihm entdeckte ich die bewegende Bewegtheit der seelischen Verfassung des Schöpfers.

Mein Leben hatte lange Zeit seelenlos verharrt, eingefroren in seiner Winterschale. Aber die Melancholie meiner wieder gefundenen Hoffnung erwärmte es wieder. Das war kein Lebewohl. Es war aber auch kein Auf Wiedersehen und schon gar kein Guten Tag. Es war auch kein Aufgeben.

Ich änderte mich, und meine Gedanken wurden immer forscher, vertrauensvoller. Ich hatte aufgehört nachzudenken. Etwas in mir hatte sich in Bewegung versetzt. Von nun an ging alles sehr schnell. Ich entdeckte das Leben. Zwischen Begreifen und Leben lagen Welten. Es brauchte aber nur eines davon abhanden zu kommen und nichts war mehr möglich.

Die Begegnung zwischen meinem Leben und meinem Körper war das schönste Geschenk, das ich je erleben durfte. Sie brachte mir die Sanftheit bei.

Bewegung des Lebens
Lebende Substanz
Geboren aus der Begegnung
Von Energie und Materie

Geschaffen sich zu vermählen
Zärtlich und liebend

Die Bewegung des Lebens
Ist kein Traum
Sondern wirklich gewordene
Wirklichkeit

Wie hatte ich ohne sie überhaupt leben können? Nie wieder würde ich das Leben verletzen. Von nun an würde ich die Grenzen zwischen dem Unsichtbaren und dem Sichtbaren, zwischen dem Unbekannten und dem Bekannten, zwischen dem Unwahrscheinlichen und dem Wahrscheinlich ausradieren.

Nichts wird dir mehr so wahr erscheinen
Und der Rest wird zum Spiel
Der Fluss des Lebens
Wird dann ungestört
Deine Materie deinen Körper
Deine Bewegung beleben und
Darin einen Tanz ausführen
Den der Schöpfer selbst
In seinem Herzen ersonnen hat

Und dein Körper wird zur Bühne
Auf der du dann aufführst
In jeder Sekunde
Das Schauspiel deines Lebens

Danke, dass du mir so viel gegeben hast. Ich brauchte dich so sehr, um der Tiefe zu begegnen, um meine Wunden und meinen verlorenen Körper zu heilen.

Ich bedanke mich bei dir, denn ohne dich wäre ich ein Waisenkind geblieben. Du schenkst mir dein ganzes Herz, deine ganze Liebe, und ich versuche, ihrer würdig zu sein, für immer und in Ewigkeit.

Die Wanderung, die ich in diesem Leben machte, hatte nun einen Sinn bekommen. Um mich besser daran erinnern zu können, dass es das

Leben gibt, sang ich dann das Lied, das zur Melodie meines Körpers werden sollte:

Herz
Ach du mein Herz
So lange schon warte ich
Seit eh und je
Wart' ich auf dich

Lass deine Tränen
In meinen Adern fließen
Lass den Strom deines Lebens
In meinem Körper tanzen

Herz
Ach du mein Herz
Weißt du es nicht
Ohne dich kein Leben mehr

Mein Freund,
tanze im Innen

Von nun an wollte ich mich in der Bewegung des Lebens ausruhen.

Zu lange schon, viel zu lange, hatte ich geeilt, immer daneben.

Ich machte mir keine Illusionen mehr. Ich war zu zerstreut. Tagsüber vergaß ich das Leben. Ich spielte mit den Sinnen und die Sinne hatten mir übel mitgespielt!

Mein innerer Tänzer hatte mir so viel zu sagen. Warum hatte ich ihm den Rücken gekehrt? Er liebte mich mit seinem ganzen Leben und ich hörte ihn nicht!

Suche – suche weiter
Willst du die Gesetze des Universums kennen
So entdecke zunächst die unsichtbaren Gesetze
In deinem eigenen Körper

Suchen, weiter suchen... Ich hörte nicht auf zu suchen, mit der ganzen Kraft eines Neugeborenen, das versucht, den ersten Atemzug zu tun. Mein Tanzmeister war zu meinem ständigen Lebenspartner geworden. Er sagte mir: „Jeder Einatmung folgt eine Ausatmung." Diese Wirklichkeit galt für alle meine Gedanken. Jeder Gedanke musste ausatmen, bevor ein neuer Impuls geboren werden konnte. Um die unsichtbaren Gesetze meines eigenen Körpers zu entdecken, musste ich Schritt für Schritt voranschreiten. Nur so konnte ich meine Lebensbezüge ändern.

Tue erstmal nichts
Lausche der Stille in dir
So reich an fast nichts

Dann sieh die Farbe
Lass sie kommen
Such nicht nach ihr
Aber dring in sie ein

Stille und Farbe
Bieten Leichtigkeit und Wohlgeschmack
Und eine liebkosende sanfte Bewegung

Werde zum Kanal
Der Lebensbewegung
Dieses langsamen Stroms
Der den Weg kennt
Im Inneren deiner Knochen
Und deines Herzens
Deines gesamten Körpers

Unglaubliche Alchemie des Lebens! Du verwandelst das Unsichtbare in Sichtbares durch das Wunder einer innigen Begegnung. Das Leben strömte in meinem Fleisch wie die Lava eines Vulkans ihr Bett in das Fleisch der Erde gräbt.

Du Bewegung des Lebens, ich fühlte dich, wie die Mutter die Anwesenheit ihres Babys in ihrem Bauch spürt. Meine Sinne nahmen dich wahr, nur weil ich meine Aufmerksamkeit auf dich lenkte. Deine Langsamkeit ähnelte der der Schnecke, die dahingleitet und sich Zeit lässt zu leben.

Lass ihr Zeit sich
Langsam in Deinem Fleisch einen Weg zu bahnen
Sehr zärtlich
Als ob die Energie sich mit der Materie vermählte
Als ob – gerührt von bewegter Liebe –
Die Materie geschmeidig würde

Dringe in das Innerste deines Inneren ein
Tiefer – noch tiefer
Erkunde manche Stufen des Lebens
Und nimm wieder Kontakt auf
Mit den entfernten Teilen deiner selbst

Nähre das Leben
Und nimm teil
An diesem initiatorischen Weg
Eines Augenblicks

Ich wollte nun in meinem unsichtbaren Inneren tanzen und – warum nicht – die Liebe, die wahre Liebe, in eine sichtbare Bewegung verwandeln. In meinem Körper, der für die Liebkosungen der himmlischen Winde, die mein Tanzmeister orchestrierte, empfänglich geworden war, würde jede Geste die Partitur eines sanften Lebens in Bewegung spielen.

Folge dem Sinn der Wellen
Den Gezeiten des Alls unterworfen
Spüre wir ihr Zurückziehen
Und Wiederkommen
Von oben nach unten
Von vorn nach hinten
Von rechts nach links

Wie konnte ich das Kommen und Gehen dieser Welle des Lebens in meinem Körper ahnen? Ich war ein Entdecker geworden... und entdeckte zu meiner großen Verwunderung eine neue Welt in meinem eigenen Körper. Da dachte ich an all die Abenteurer, die durch die Welt ziehen und vielleicht gar nicht wissen, dass in ihnen eine andere Welt auf sie wartet. In mir keimte eine Vorahnung: Die Meere, der Körper und das All mussten miteinander verbunden sein, möglicherweise durch gemeinsame Gezeiten.

Denk nicht mehr nach
Übergib dich diesem Strudel des Lebens
Und sei der lebendige Beweis dafür
Dass dieser tanzende Strudel dein Freund ist
Der das Leben erweckt
Der das Leben berührt
Und deinen Körper heilt

Dieser Lebensstrudel war für meine Sinne spürbar und unumgänglich geworden. Ich musste mit ihm verschmelzen. Ich war von dieser

Lebensspirale, die sich in meinem Körper windete, total fasziniert. Jede Bewegung erschien mir wie ein Zauberkarussel, das die traurigen Bereiche in meinem Inneren zum Lachen brachte.

Sanftheit und Wohlgeschmack
Glück und Tiefe
Zum Ausdruck gebracht
Und miteinander verknetet
Mit dem einen Ziel:
Erwachen

Ich hatte nun den Beweis, dass das Leben sich in meinem Wesen manifestierte. Merkwürdig, dieses gegenseitige Einvernehmen aller Lebensströme, die wie unzählige Bäche in den Fluss münden, sich vereinen, um gemeinsam im Bett der Materie einen Lebensweg in Form eines mächtigen Knetens zu erzeugen. Nichts konnte mich mehr halten.

Es gibt nichts mächtigeres
Als die Beziehung des Lebens zum Leben
Begleitet von einem inneren Tanz
Der die Materie aus ihrer Geschichte herauslockt
Aus einer großen Geschichte – da es doch deine ist

Du Bewegung des Lebens, verfüge über mich nach deinem Willen, denn dein Tanz ist eine Hoffnung für die Menschheit.

Nun ist alles möglich
In deinem Körper
Tausend und eine Strömung
Und jede macht ihre Arbeit
In ihrer unsichtbaren Funktion

Dein Körper enthält
Die ganze Geschichte deines Lebens
Und deines Nicht-Lebens
Er hat die Härte deiner Gewissheiten
Die sich dem langsamen Strom des Lebens
Entgegensetzen

Leben gegen Nicht-Leben: Die Konfrontation schien unvermeidbar, als würden sich die Extreme gegenseitig anziehen. Dann und nur dann würde das Unbewegliche beweglich werden, und Energie und Materie verschmelzen. Daraus würde eine sanfte und langsame Bewegung entstehen, die die verborgene Steifigkeit erweicht.

Wie lange aber wird es dauern, bis mein Kopf seine Macht über meinen Körper endgültig aufgibt? Wie lange, bis die Lebensenergie in meine Eingeweide, in die Spalte meiner Zweifel einzudringen und diesen Staub der Zeit wegzufegen vermag, der sich meinem Schicksalsweg hin zum Leben des Universums entgegensetzte?

> *Dein Körper ist auch*
> *Museum der gesamten Kulturgeschichte der Menschheit*
> *Ist Staub - abgesetzt seit uralten Zeiten*
> *Durch den Menschen und seine Überzeugungen*
> *Ist Bewahrer eines Erbes*
> *Zu schwer für die Gegenwart in Bewegung*
> *Die nicht einmal die Sekunde kennt*

Du Bewegung des Lebens, du hast die Sanftheit der Liebe und die Mächtigkeit des Wissenden. Du allein gelangst in die hintersten Ecken meiner Konflikte. Ich gebe mich deiner allmächtigen Weisheit hin und lasse dich die Daten meiner Geschichte und die Spuren eines Erbes, das mir nicht wirklich gehört, bereinigen.

> *Du musst deinen Tanz*
> *Zum Gebet werden lassen*
> *Damit die Bewegung*
> *Alle Wurzeln der Erinnerung*
> *Bereinige*
> *Zu alt zur Vermählung*
> *Mit der Neuheit der Gegenwart*

Das unbesorgte Vertrauen lernen und mich rückhaltlos in meinen so neuen Sinn hinein begeben. Keine Angst haben.

Ich wusste, dass ich nur achtsam zu sein hatte. Mein Meister mit seinem klaren Blick würde mir die Lösung für all mein Zaudern bieten.

In deinem Körper ist ein Ort
Der nicht mehr nachdenkt
Eine Intelligenz
Unabhängig vom Denkorgan
Die die Sprache des Schöpfers
Nicht vergessen hat
Die authentisch ist
Sprühend
In deinem Wort
In deiner Handlung

Dann weißt du
Dass das Wahre
Ein Impuls ist
Eine Aufforderung
Zur angemessenen Handlung

Dann weißt du auch
Was Irren bedeutet
Wenn deine Schritte
Daneben sein werden

Dann begreifst du
Dass der Tanz des Lebens
Die hohe Zeit ist
Einer innigen Beichte
Dir selbst gegenüber
Einer innigen Beziehung
Zum Universum

Mein Freund,
tanze im Außen

Diesmal war es beschlossene Sache: Ich würde mich nicht mehr um mich kümmern und würde meinen Körper, von meinen Entscheidungen befreit, sein Leben leben lassen. Vielleicht... sicherlich.

> *Oh ja - du kannst*
> *Du kannst wenn du willst*
> *Lausche dem Atem des Universums*
> *Hör ihm zu*
> *Da - er ist da - in deiner Bewegung*
> *Los – komm - der Tanz beginnt*

Spontaner Tanz, führe mich an unbekannte Orte, auf dass jede neue Geste von einem Sieg über ein Zögern, von dem Erobern meiner Einzigartigkeit zeugen möge.

> *Dann wird deine Geste*
> *Das bewegte Wort*
> *All dessen was du dich*
> *Nie getraut hast zu sagen*
> *Nie getraut hast zu tun*
> *Dann bist du frei auszudrücken*
> *All deinen unterdrückten Groll*
> *All deine enttäuschten Hoffnungen*
> *Und all deine Träume von heute*

Mein Körper wurde zum Fürsprecher meines inneren, erstickten Schreis. Jeder in meiner Geste ausgedrückte Groll nährte ein Gefühl der neu errungenen Freiheit. Von einem Knoten zum anderen befreite ich auf diese Weise meine Vergangenheit von all den Banden, die meine Spontaneität zurückhielten.

Jede Richtung
Geboren aus der
Unvorhersehbaren Spontaneität
Entsteht nur ein einziges Mal
Aus deinem Lebensimpuls
Und dann nie wieder
Das ist der Teil der Dir obliegt
Denn der Sinn deiner Richtung
Ebenso wie deine Lebensbewegung
Gehört nur dir - nur dir allein

Ich hatte das Gefühl, eine Marionette zu werden, die von einem Willen, der nicht der meine war, meisterhaft geleitet wurde. Dennoch hatte erstaunlicherweise jede meiner Gesten eine Ausrichtung, die meine werdende Einzigartigkeit ausdrückte.

Langsam - noch langsamer
Entscheide nicht über den Sinn
Lass deine Angst weichen
Vor der zarten Langsamkeit
Dieses Lebensstroms
Der dein Fleisch nährt

Liebe diesen Körper
Der davon berührt ist
Sich so zu bewegen

Das war eine lange Geschichte zwischen dem Leben und dem verlorenen Körper, die sich hier, in der Matrix meiner Gesten abspielte.

Ich wollte mich der Herausforderung stellen und wieder lebendig werden. So würde die Wunde meiner Trennung vom Universum wieder heilen können.

Es gab nichts mehr zu tun. Es war eine Hingabe, die zu einer Begegnung mit dem Herzen meines Lebens aufrief. Plötzlich war ich wie jener Schmetterling, der aus der Raupe schlüpft und wegfliegt, frei sich mit der Leichtigkeit der Liebe auf alle Blumen niederzulassen: ein Schmetterling, dessen Flügel mein Herz und meine Seele streichelten.

Die Bewegung meiner Geste wurde immer langsamer, als wollte sie in meinem Körper die Falten seiner belastenden Vergangenheit würdevoll glätten. Es war das Leben in Bewegung, das mich auf diese Weise den schönsten Tanz meines Lebens tanzen ließ.

Ich bitte dich
Lass deine Gedanken
Der geringste Gedanke
Ist ein Hindernis für die Bewegung
Denk doch einfach mal an nichts

Mehr denn je ahnte ich, dass Konzentration hier völlig fehl am Platze war. Ich durfte mich nicht konzentrieren, weder nach innen noch nach außen. In diesen Augenblicken ist die geringste Konzentration wie der Fuß eines Elefanten, der eine Blume zertritt!

Die Liebe ist warm
Wie die Wärme am Feuer
Wärme dich am Herd deines Körpers
Seine Flammen tanzen die Liebe
Und fordern deinen Körper auf
Im Rhythmus seines Schauderns
Zu tanzen

Jede Geste drückte sich in einer extremen Langsamkeit aus, und mein Tanz war schluchzende Liebe, die sich in den Lebensstrom ergoss. Jenen Strom, der den Samen einer unendlichen Hoffnung nährt.

Halte deine Tränen nicht zurück
Dein gefrorener Körper schmilzt zu Tränen
Und dein schmelzendes Herz
Ertrinkt im Fluss der Liebe
Aus dem Herzen des Universums
Liebe und Wärme reisen zusammen
Seitdem der Schöpfer
Dich so glühend liebt

Die Zeiten der Stille nährten mich, die Gesten sprachen zu mir, und ich tanzte. Was blieb mir sonst, um die Schönheit des Lebens auszudrücken?

Ich wollte dir sagen
Dass die Sanftheit zerbrechlich ist
Ich wollte dir auch sagen
Dass die Liebe hier ist

Wenn die Sanftheit
Und auch die Liebe da sind
Dann musst du ein
Virtuose des Respekts werden

Ich wurde zum schüchternen Geliebten meines Körpers, meine Geliebte und Lehrmeisterin war das Leben und ich ließ mich in mein Seidenbett gleiten.

Und vergiss nicht
Die Langsamkeit ist
Deine beste Lebensgefährtin
Der Lebensstrom drückt sich so aus
In einer liebenden Langsamkeit
Ähnlich der Langsamkeit,
Die die Planeten bewegt

Ich zerstäubte die seelische Stimmung meines Tanzes bis in die kleinsten Teile meines Körpers: eine Begegnung, möglich geworden durch die Gnade einer liebkosenden Bewegung.

Ich wollte dir auch sagen
Das Licht beleuchtet
Die Schatten deines Körpers
Seit es die Zeit gibt

Weißes Licht dem
Dessen Leben
Reine Demut

Blaues Licht dem
Der sich für Mitgefühl
Entschieden

Engel des Lichts
Vom Schöpfer gesandt
Beleuchten Deine Bühne
Damit sie für alle sichtbar wird

Wie konnte ich eine Geste von einer anderen unterscheiden, waren sie doch ähnlich in ihrer Form und doch im Grunde einander fremd?
Lag nicht das ganze Drama des Menschen genau darin begründet? In dieser aus der Erscheinung entstandenen Verwirrung?

Keine Schnörkel in deinem Tanz
Betrüge nicht deine Authentizität
Und täusche nicht die Ehrlichkeit vor

Nichts Gekünsteltes in deiner Geste
Lass' sie rein werden
Bis du dich nackt fühlst
Befreit von jedem Willen
Zu tun oder nicht zu tun

Zweifelsohne gab es zahlreiche Solotänzer, die für ihre Leistungen bewundert und vergöttert wurden. Aber hier hätten sie wahrscheinlich alles neu lernen müssen und sogar alles vergessen müssen. Ihre Schritte und Gesten waren die ihren und sie wussten wahrscheinlich nicht von der Anwesenheit ihres inneren Tänzers, der vor lauter Einsamkeit weinte und auf seinen Bühnenauftritt wartete.

Versuch' nicht zu überzeugen
Durch eine ansprechende Form
Mach' die Bewegung die dir ähnlich sieht

Werde zum Gegenstand der Schöpfung
Und schenke ihm Leben
Durch den Impuls eines
Unvorhersehbaren Tanzes

Ich befand mich inmitten der menschlichen Trauer, einer Trauer darüber, dass der Mensch von seinem inneren Tänzer getrennt war.

Jeder Tanz ist neue Schöpfung
Bewegte Skulptur
Geboren aus der Hand
Des Schöpfers selbst

Wie könnte ich vorgehen, um diesen Unterschied zwischen einer Erscheinung und der Wirklichkeit, zwischen einer Überzeugung und dem Erlebten aufzudecken?

Der falsche Schöpfer
Ist derjenige der sich von den anderen unterscheidet
Weil er es anders machen will
Und dabei die Gesetze des Universums missachtet

Den Menschen, der ich gestern war, gab es nicht mehr. Aber wer konnte das schon wissen? Nicht einmal die, die mir nahestanden. Sie kümmerten sich nicht um nicht sichtbare Änderungen. Ich musste lernen, mein ganzes Wesen zu ändern, damit niemand mehr meinen neuen Zustand ignorieren konnte.

Es gibt keine Bewegung
Die einer anderen gleicht
Einzigartig weil neu
Originell weil dein
Wie jede Sekunde deines Lebens
Wie jedes Ereignis deines Lebens

Liebe das Unvorhersehbare
Suche die Nahrung der Neuheit
Mache aus ihr eine flüchtige Etappe
Und nicht eine fortdauernde Wirklichkeit

Mir dürstete nach Schöpfung und ich unterschied nun deutlich zwischen erschaffen und erfinden. Das eine war die Frucht der originellen Schöpfung, die sich durch den Menschen ausdrückte, das andere war die Frucht der menschlichen Intelligenz, nichts weiter.

Aber bevor ich erschaffen konnte, musste ich ohne Unterlass an mir arbeiten, damit zwischen dem Schöpfer und dem Diener, zu dem ich wurde, kein Raum mehr verblieb. Mein Körper musste den sanften Empfehlungen meines Tanzmeisters gehorchen.

> *Das Umherwandern deines Körpers*
> *Hinterlässt Waisenkinder*
> *Achte darauf dass all seine Teile*
> *Gemeinsam am Fest teilnehmen*
> *Alle zusammen*
> *Im Einklang mit der Bewegung des Lebens*

Jedes Gelenk meines Körpers entwickelte eine eigene Persönlichkeit, die in ihren Befindlichkeiten beachtet werden musste. Sie hatten alle eine Entscheidungsbefugnis, und mir schien, sie wollten nicht überrascht werden. Ohne sie würde mir keine einzige Handlung gestattet werden: weder essen, noch handeln, noch mich bewegen, noch sprechen.

Nur durch die gedämpfte Stimmung dieses stillen Tanzes wird verständlich, wie sehr die Gelenke die Verbündeten des denkenden Gehirns sind. Die Lebensbewegung schien dies zu wissen, denn sie wusste, wie sie deren Aufmerksamkeit umlenken konnte, um die sich wiederholende Geste einer konditionierten Bewegung zu vermeiden.

Der Meister hatte meine Schwierigkeiten erraten. Wie durch ein Wunder gelang es ihm, in mein Inneres hineinzugelangen, und er flüsterte mir zu wie ich vorgehen sollte.

> *Fühle wie alle Gelenke*
> *Befreit vom denkenden Organ*
> *In einer perfekten Orchestrierung*
> *Ihre Partitur spielen*

Seine Worte waren wahrhaftige Gesten und schafften es, augenblicklich das perfekte Gleichgewicht herzustellen: Alle Gelenke gehorchten ihm blind, ohne dass er jemals einen Befehl von sich gab. Zusammen tanzten sie in einer ganzheitlichen Harmonie, die weit über den Körper hinausging.

Willst du den unbegrenzten
Raum des Universums erreichen
So musst du sie alle davon überzeugen
Zusammen zu tanzen
Dem Leben zuliebe

Kein einziges Mal hatte sich der Meister in seinen Ratschlägen geirrt. Seine Worte vermittelten meinem Inneren die Empfindung. Auch diesmal bestätigte sich die Macht seiner Anwesenheit. Er schien nie zu hören, was ich ihm zu sagen hatte und dennoch beantwortete er alle meine Sorgen im Voraus.

Dann erst dann wird die Langsamkeit
Noch langsamer werden
Bis sie aufhört Bewegung zu sein
Und zu einer Liebkosung des
Universums in deinem Körper wird

Dann wird die deine Richtung
Durch den Willen des Schöpfers selbst
Vorgegeben werden

Dann tritt die Form in den Hintergrund
Bis du sie vollends vergisst
Und deine Ergebenheit wird dich
Deine menschliche Bedingtheit
Vergessen lassen

In genau diesem Augenblick wurde sein Wunsch erfüllt: Ein Wirbelsturm zerstäubte alle Teilchen meines Körpers. Ich hatte gerade Zeit genug, um ein Gelübde abzulegen, mit dem ich mich endgültig verpflichtete.

Ach Meister der Schöpfung
Du tanzt in meinem Körper
Du weinst in meinem Herzen
Und Deine Tränen fließen noch
Auf meiner Stirn

Deine Dornenkrone
Erinnere mich an meine falschen Gedanken
Sie machen Lärm in meinem Körper

Zu viele Fragen beleidigen das Leben
Zu viele Antworten missbrauchen Dein Vertrauen

Das Leben ist ein Leichentuch
Das in den Besudelungen der Zeit
Seine Spuren hinterlässt

Gib mir die Kraft
Im Futter meiner Kleidung
Weiter zu suchen
Und hilf mir den feinen Stoff
Meines groben Wesens zu zerreißen

Mein Freund,
das Universum wartet auf dich

Mehr denn je fühlte ich mich bereit, das Unvorstellbare zu akzeptieren: Das war ein seltsamer Zustand, den der Blindgeborene erfährt, wenn er nach einer langen dunklen Nacht sehend wird.

Ich hatte eine Reihe von punktuellen Eingriffen erfahren, die derjenige mit Meisterhand durchgeführt hatte, der vor allem als der Diener meines Lebens verstanden werden wollte. So war mein Körper zum Licht des Lebens erwacht und hatte begonnen im Inneren seines Fleisches zu tanzen.

Nun wartete ich auf ein Abenteuer mit einem neuen Ziel, wie ein Abenteurer, der zum letzten Mal seine Vorbereitungen durchgeht. Ich ahnte bei meinem Meister eine Tiefe, die nur dann erfahren wird, wenn zwei Wesen zusammen ihr Leben riskieren.

Augenblick der Stille – Alles hing an diesem unserem ersten Schritt. Schicksalsreicher Augenblick, wenn das Ergebnis einer mühsamen Arbeit in einer Sekunde zu Gewinn oder Verlust führen mag.

Es war die Zeit eines Rekords, der zum Sieg über meine Angst, mein Nichtwissen, meine Zweifel führte, zum einem Sieg über all das, was einen Impuls bremste, abgeschossener Pfeil, der zum Ziel führte, der zum Ziel musste. Es musste sein! „Zweifel, weiche von mir! Denn ich beginne zu zweifeln."

Mein Meister erriet meine Angst, lächelte mir in meinem Herzen zu und verband erneut meine Wunden:

„Alles wird gut! Du bist bereit, ich bin mir dessen sicher!"

Komische Stimmung zwischen diesem Meister und seinem Schüler, die auf Gedeih und Verderb bei einer letzten Prüfung miteinander verbunden waren.

Ich schloss die Augen, und es kamen mir all die Augenblicke in den Sinn, in denen ich getanzt hatte.

Nun war es soweit. Ich würde auftreten und vielleicht das Glück entdecken, mich total zu vergessen, mit der Bewegung gewordenen Gegenwart zu verschmelzen.

Ich würde alle Hindernisse überwinden, alle Grenzen meines Körpers überschreiten, um die Bühne ganz zu besetzen – die Bühne des Universums! Mein Meister hatte es mir versprochen!

Die Sorglosigkeit bewahren, leichter in meiner Haltung sein, weniger konzentriert, und es geschehen lassen, in Empfang nehmen.

Unter den stillen Blicken meines Meisters wiederholte ich ständig die im Geheimnis seiner Stille gelernten Tonleitern.

Nach der Sanftheit, der Energie der Bewegung suchen, sie in mir spüren. Ich musste mich unbedingt durch meine Bewegung führen lassen, war sie doch diejenige, die mich in diesem Abenteuer führen würde.

Die Tonleitern üben, immer und immer wieder. Mein Meister überwachte sehr genau meine Aufwärmübungen im Empfinden!

Ich begann in eine leichte Bewegung zu kommen, mit großer Sorgfalt, ohne diese fließende Schönheit zu stören.

Das war der heikelste Moment: sichtbar machen, was unsichtbar war, ohne die Quelle im Inneren zu verlassen.

Ich machte einen letzten Versuch: ein Oberschenkel geht nach hinten, mein Ellbogen bewegt sich und wacht auf, mein Kopf lässt los und mein ganzer Körper beteiligt sich an dem Tanz in einer Langsamkeit, die alle Blicke langsamer werden lässt.

Nun kam der Moment der Alchemie der Materie: Sie wurde flexibler, durchlässiger, so dass die Energie in einem Spiel der Verbundenheit mit dem Universum in den Körper hinein und aus diesem heraus treten konnte.

Tausendmal hatte mein Meister wiederholt, dass Energie und Körper, für immer synchron, gemeinsam durch das Leben gehen sollten. Braut und Bräutigam mussten sich vermählen, und solange ich tanzte, durfte es keinen Ehebruch geben.

Das war es: Die Energie durfte nie mehr meine Materie verlassen, geschehe was wolle.

Da kam der magische Moment, in dem die Welle des Lebens mich immer mehr aber auch immer fester erfasste. Hier begann die Ordnung, die sich in den Gesetzen des Universums manifestierte.

„Meister, ich bitte Dich, hilf mir, das Geheimnis über meine Grenzen hinaus zu durchdringen, denn dort komme ich alleine nicht mehr weiter.

Komm mit mir
Schließ die Augen
Das ist deine letzte Reise
Bevor du wieder in deine Welt
Zurückkehrst

Plötzlich hatte ich das Empfinden, mit meinem Tanzmeister zu verschmelzen. Ich wurde in ihn hineingesaugt, ich wirbelte in ihm. Ich hatte den Eindruck in den Tempel des Universums einzudringen.

Ein Satz kam mir: „Frei sein heißt nicht, irgend etwas zu machen." Da begriff ich, dass mein Leben nicht nur diese in meinem Körper verspürte Energie war, sondern dass es auch durch das gesamte Universum orchestriert wurde.

Verrücktes Abenteuer!

Ich glitt in die Brust des Meisters und spürte eine väterliche Gegenwart, die derjenigen eines Vaters ähnelt, der über seine Kinder wacht, in der Erwartung sie im Herzen der großen Familie wiederzufinden.

Ich hörte einen klagenden Hauch, der seine versprengte Herde zusammenrief, einen Hauch, der aus der tiefsten Tiefe der Unendlichkeit stammte: eins, dann zwei. Das war also der Ort, an dem das Universum atmete!

Ich lauschte der Melodie dieses absolut letzten Tons, der sich in drei, dann in sechs, danach in neun und so weiter aufteilte. Hier war der Ort, an dem die Rhythmen geboren wurden, die jedem Kontinent der Erde seine eigene Kultur schenkten, damit alle sich in ihrem Tanz würden wieder erkennen können!

Ich ahnte die klaren Botschaften der Lebensintelligenz, die ihre aufmerksamen Ratschläge verteilte: „Lass dich diesen Weg einschlagen, entscheide nicht mehr. Ich weiß, wohin du gehst. Du weißt es noch nicht."

Ich bewunderte die Palette des Malers des Universums, in dem die Liebe blau, die Intelligenz gelb und die Demut weiß war.

Hier waren die Sonne, der Mond und die Sterne nur der sichtbare Teil des Universums. Sie waren aber einer anderen, noch viel kostbareren Instanz unterworfen: einer unsichtbaren Bewegung, eben der Bewegung, die sich auch in der Tiefe des Körpers verbirgt.

Warum, so fragte ich mich mit Erschrecken, blieb diese Bewegung den gewöhnlichen Sinnen verborgen? Warum glitzerte dieses Juwel des Lebens nicht am helllichten Tage?

Damit diese Macht
Immer förderlich bleibt
Und niemals zerstörerisch wird
Denn an diesem Ort
Kann der Glaube Berge versetzen
Und der erwachende Vulkan
Ist nur eine schwache Vorwarnung
Für ein unvorstellbares Chaos
Nur derjenige ist hier zugelassen
Der die Waffen abgelegt hat
So habe ich entschieden!

Wie: „So habe ich entschieden"? Das war doch die Stimme meines Meisters. Sein Satz durchlief meinen gesamten Körper innerhalb einer einzigen Sekunde. Aber dann...

Ja! Ich bin der Schöpfer höchstpersönlich
Und der Tanzmeister
Aller wiedergefundenen Menschen
Ich bin der Vater des Sohnes
Der schon mal auf die Erde kam
Und des Sohnes der wiederkehren wird

Komm mit
Gehen wir meinen
Wiedergefundenen Söhnen entgegen
Sie werden sich freuen
Dich zu empfangen
Hier erkennen sich alle wieder
Weil sie unsichtbar sind

Mein Gott! Würde ich nun in die Geheimnisse der Gleichnisse Desjenigen eingeweiht werden, der schon einmal gekommen war? Kaum hatte ich dies gedacht, als eine andere Stimme sich erhob.

Sodann wird der Blinde nichts sehen
Ist er doch zu sehr daran gewöhnt
Nur das Sichtbare zu sehen

Unbenennbar – ist das Wort, das mir über die Lippen kommt. Mein Gott – sind die Worte, die mein Herz ausstößt. Vergib ihnen – sind die Worte, die mir in den Sinn kommen. Und kein Mensch wird mir glauben.

Los - komm
An die Arbeit
Hier bleibt man nicht mit seinen Erinnerungen

Denn die Zeit hat endgültig
Aufgehört zu sein

Dann schwieg die Stimme, als wollte sie die Liebe, die mein ganzes tiefes Wesen überwältigt hatte, respektieren: eine Stille, die nicht gebrochen werden durfte, so reich war sie, und auch so Vorbote dessen, was da in Vorbereitung begriffen war.

Dann fühlte ich eine unermessliche Lebensflut in mir aufsteigen, die aber weder innen noch außen war. Und in diesem Anderswo, dessen Teil ich nunmehr war, wurde mein armer Menschenkörper die Achse, um die alle Planeten der Welt sich zu drehen begannen: eine feste und bewegliche Achse, von der das Gleichgewicht des Universums abhing.

Meine Brust fing an zu brennen. Ich hatte sogar den Eindruck, dass sich mit einer gewaltigen Freude eine Wunde öffnete: eine Wunde, aus der ein wahrhafter Lebensquell strömte, der mit einem Odem von Licht, Liebe, Friede und Brüderlichkeit über die Erde fegte.

Da sah ich ohnmächtig, dass es wenige Menschen gab, die ihr Segel stellten, um sich die Weisheit dieses Impulses zu Nutze zu machen. Sie fischten weiter nach den Fischen, die ihren Bauch nährten, und ignorierten dabei die Hungersnot, die auf dieser Erde herrschte. Denn die Körper hungerten nach einer anderen Nahrung: Das Fasten hatte zu lange gedauert.

Ich konnte kaum noch atmen. Alles war hier zu groß, und ich hatte Angst zu verstehen, was von mir verlangt wurde.

> *Schau dort in der Ferne*
> *Diese Haut die den Menschen*
> *Vom Universum – seiner Matrix*
> *Trennt*
>
> *Die Gefahr ist groß*
> *Denn auf der Seite der Menschen*
> *Hat die Verschmutzung bereits begonnen*

Ich verstand nicht mehr: Warum misshandelte der Mensch seinen Körper, seine Erde, sein Universum so sehr? Warum und wie war es ihm gelungen, das was ihm lebensnotwendig war, sein Lebensnest, in solchem Maße zu zerstören?

Siehst du – unter ihnen gibt es welche
Die auf das Wissen des Menschen hoffen
Um das Schlimmste zu vermeiden

Andere wiederum hoffen auf Gott
Der mit einem Wunder
Das Volk der Erde retten wird

Seine Worte schienen unwiderruflich zu sein: Der Mensch würde das, was er selbst geschaffen hatte, niemals wieder gut machen können, noch würde er das empfangen können, was er, als es noch Zeit war, zurückgewiesen hatte. Ich traute mich kaum, folgenden Schluss zu ziehen: „Dort spricht man viel von Gott, aber vielleicht weiß der Schöpfer gar nicht, dass es Gott gibt!"

Vielleicht wollte er nur, dass wir wieder zu den Menschen werden, die er einst geschaffen hatte.

Ich stellte ihm die Frage, die mir am Herzen lag: Warum rettete er die Welt nicht, wo er sie doch geschaffen hatte?

Ich habe dich gewählt weil du ein Sünder bist
Damit es zu keiner Verwechslung komme
Zwischen der Frucht und ihrem Baum

Es war besser, so zu tun als verstünde ich es nicht. Ich wollte eine derartige Verpflichtung, die weit über meinen Verstand hinausging, nicht eingehen.

Meinem Herzen wurden die Augen geöffnet und es sah die Kälte meiner Vergangenheit. Ich war arm gewesen, nun war ich reich geworden. Aber deshalb fühlte ich mich noch lange nicht beauftragt, den Menschen und das Universum zu retten!

Damit es zu keiner Verwechslung komme
Zwischen der Frucht und ihrem Baum

Dieser Satz wiederholte sich endlos in meinem Körper, als wollte der Zuflüsterer des Universums damit sicher gehen, dass ich ihn nie vergessen würde.

Plötzlich wurde ich in eine Vergangenheit zurückgeworfen, von der ich dachte, ich hätte sie endgültig vergessen: Der Mensch, der ich gewesen war, war dennoch gerettet worden, in der Tiefe seiner Verzweiflung und Unwissenheit. Ich war der Beweis dafür, dass eines Tages die Menschen mit ihrer tanzenden Seele wieder tanzen würden. Vielleicht begann ja jetzt erst mein Weg ins Leben? Würde er mich dazu bringen, für die anderen zu tanzen?

> *Dein Tanz hat Früchte getragen*
> *Und aus deinem Körper sprudelt eine Spontaneität*
> *Die das richtige Wort*
> *Die richtige Geste*
> *Die richtige seelische Verfassung*
> *Im richtigen Augenblick*
> *Finden wird*

Eines war sicher: mein innerer Tänzer würde aus der Verschwiegenheit des Inneren heraustreten. Er würde sich der Herausforderung stellen, für die nicht Eingeweihten, die noch nicht wissen, dass Leben Bewegung ist, sichtbar zu werden.

Sicher würden manche aufschrecken und das Angebot dankbar annehmen. Andere würden kurz ein Auge aufmachen, sich umdrehen und weiter schlafen. Viele aber würden behaupten, dass mein Glück nur in meinen Träumen existierte. Und denen, was werde ich denen sagen?

> *Denen sagst du dann*
> *Glücklich die Schlafenden*
> *Selig die Erwachten*
> *Mögen alle ruhig schlafen*
> *Ohne sich um Ungerechtigkeit zu sorgen*

Den Verleumdern erzähl Märchen
Sag ihnen nicht
Wo sie geboren wurden
Und wo sie sterben werden

Verrate ihnen nicht die Quelle deines Glücks
Viele könnten sie dir stehlen
Um sich auf ihre Kosten zu bereichern
Im Gegenteil lebe unter den Ärmsten
Und teile ihre Überzeugungen
Dann werden sie überrascht sein
Unter ihnen einen Tänzer zu sehen

Dann werden sie Lust bekommen
Ihrem Körper ein Fest zu bieten
Sie werden sich als Partner
Die innere Bewegung wählen
Die in den Kulissen des Körpers
Vor Ungeduld stampfte

Aus der Bewegung wird Liebe werden
Aus der Liebe Licht hervorsprudeln
Aus dem Licht Freude entstehen
Und aus der Freude wird Friede sich breitmachen
Jeder Mensch wird in der Tiefe seines Körpers
Alle Geschmeidigkeit finden
Die sein Leben noch birgt

Sag ihnen dass der Weg
Im Herzen des Menschen vorgegeben ist
Und dass ich eines Tages
Sie bei der Hand nehmen
Und sie tanzend dorthin führen werde
Wo es ein Morgen nicht mehr gibt

Du, der Schöpfer, mein Tanzmeister, deine Stimme tanzte im Rhythmus deines Gebets; meines Gebets, das mich beim Wort nahm. Und ich fühlte eine Dornenkrone alle meine Gewissheiten aufbrechen, so wie der Pflügende seinen Acker bereitet, damit er das Korn aufnimmt.

Ich ahnte, dass mein Leichentuch sich reinigen musste von all meinen Haltungen, die zu auffallend waren, um der Welt des Unsichtbaren anzugehören.

Alles in mir änderte sich zu schnell. Ich musste zurück zu den Meinen und meine Erde wiederentdecken, bereichert durch meinen neuen Blick. Mein Meister hatte mich gewarnt: Er würde sich eine Zeit lang aus meinem Gedächtnis löschen, damit ich alleine wachsen konnte.

Ein Wirbelsturm, anders als alle anderen, brachte mich auf eine Reise zwischen Traum und Wirklichkeit. Ein letzter Ratschlag, ein letztes, herzerwärmendes Lächeln und ich machte mich auf zu meinem neuen Ziel: die Erde.

Lausche der Natur
Lass sie zu dir kommen
Und sei wachsam

Lausche der Natur,
mein Freund

Eine Welle von Leben tauchte aus einer ruhig gewordenen See und legte an den Strand des stillen Morgengrauens einen von einem neuen Licht beleuchteten Körper.

Es brauchte ein bisschen, bis ich begriff, dass dieser Körper der meine war, so sehr war alles anders in der Art, wie ich mich lebendig fühlte: Ein seltsames Gefühl, nur eine Bewegung zu sein, die durch die Zeit strömt und dem Leben kundtut, dass es über meine Vergangenheit gesiegt hatte.

Ich fühlte noch den kostbaren Geschmack, der in der unsichtbaren Tiefe des Universums herrschte, und mein Körper schien aufzuwachen aus einer langen Nacht der Abwesenheit.

In den Armen des Universums zu tanzen waren keine leeren Worte, sagte ich mir in diesem Moment. Und ich ertappte mich, wie ich lächelte, wie ein glücklicher Gewinner eines Spiels. Der Preis, den es hier zu gewinnen galt, war aber ein Geschenk des Himmels: eine Reise in die Tiefe des Unbekannten, des Universums und meiner selbst.

Ich war einer Abenteurer: Die Reisen ins All oder in die Tiefe der Ozeane hatten mich immer zum Träumen veranlasst. Aber nun hatte die Wirklichkeit den Traum übertroffen und war weit über die Einbildungskraft des größten Träumers hinausgewachsen. Dabei hatte ich doch mit meinen Freunden oft genug die Welt neu geschaffen, aber jedes Mal trennten wir uns ohne jede Illusion über die Veränderung des Planeten, des Menschen und der Dinge des Lebens.

Diesmal war ich überzeugt, dass etwas sehr wichtiges sich ereignet hatte: Ich hatte das Gefühl, dass die Banalität nie wieder Teil meiner Welt werden würde, erweiterte Sichtweise, neuer Blick in einem neuen Körper.

Wie lange war ich so im Sand liegen geblieben, auf diesem einsamen Strand, wo es keine Menschenseele gab? Wo waren denn die Menschen?

Der Eindruck, dass etwas zu Ende gegangen war, kam mir in den Sinn, eine Furcht vor endgültiger Einsamkeit, fast eine Panik. Ich hatte da ein Geschenk, das ich verschenken wollte, eine Nachricht, die ich weitergeben wollte, das Leben, das ich teilen wollte, und da war niemand! Es war wie das Ende der Welt, und ich begann mich einzurollen. Ich legte den Kopf in meine Hände und hatte nur eine Lust: den Schutz meiner Mutter wiederzufinden, in den Schoß zurückzukehren, der mich geboren hatte.

Fötus – Ich war wieder zum Fötus geworden: ein Kind, das anders war als die anderen und das sich ein Vertrauen verdienen musste, das von einem Ort stammte, an dem alle Menschen Kinder waren. Nackt – Ich war nackt, so nackt wie die Unschuld selbst, jene Unschuld, die lauthals lacht über freudige Dinge und für die es den Unterschied noch nicht gibt.

Aus der Angst zu sehr alleine zu sein entstand allmählich die Freude, mich einzigartig zu fühlen. Mein Blick richtete sich auf die Sonne, und ich glaubte zu hören, wie sie mit mir sprach: „In deinen Augen gibt es nur eine Sonne; und das stimmt, ich bin da für dich, um dir zu beweisen, wie sehr du einzigartig bist. Sonst gäbe es so viele Sonnen, wie es Menschen gibt."

Ich ließ mich nicht täuschen. Sie sagte wahrscheinlich allen Menschen dasselbe. Verrückter Gedanke – aber wie aufschlussreich war er doch! In diesem Augenblick verstand ich, dass nichts in den Dingen liegt, sondern dass alles in der Art und Weise liegt, wie wir mit den Dingen in Beziehung treten.

Und wenn Gott das Gefühl der Beziehung wäre, die den Menschen mit dem Schöpfer des Universums verbindet?

Der Gedanke gefiel mir.

Eines war sicher: Etwas in mir war anders geworden. Mein Denken war umtriebig geworden und säte in alle Winde Gedanken, die sich von ihrer gewöhnlichen Zensur emanzipiert hatten. Starker Eindruck, wie der eines Gefangenen, der gerade entlassen wurde, und endlich frei war, dahin zu gehen, wohin er wollte.

Gefängnis, mein Gott, du bist nicht immer jener Ort, begrenzt durch vier Wände. Gefängnis, du erinnerst mich an etwas, das ich vergessen hatte: Wie viele Körper dienen dem Leben, das leben will, als Gefängnis?

Ich hatte erneut Angst, einen neu gewonnenen Raum wieder zu verlieren, den niemand ahnt, der ihn nicht erlebt hat. Zum Glück vielleicht. Denn ein Mensch, der sich so der wahren Freiheit bewusst wäre, würde sich in einer Welt, in der Freiheit nur Schein ist, als Sklave fühlen.

So schwamm ich von einem Gedanken zum anderen wie ein in Ohnmacht gefallener Mensch, der eine Trennung zwischen seinem Körper und seinem Verstand verspürt. Ich fühlte mich zwischen Schlaf und Wachen, zwischen zwei Welten, die sich im Körper noch nicht vermählt hatten. Ein unvollendeter Zustand, wie der eines Menschen, der im Sterben liegt und bereits woanders ist, oder eines Menschen, der darauf wartet, in einem neuen Körper wieder geboren zu werden.

War ich am Leben oder war ich tot, im Traum oder im Sein, auf der Erde oder im Universum? Wer war ich? Ich erkannte mich nicht wieder.

Ich musste jenes Baby sein, das auf die letzte Presswehe seiner Mutter wartet, um endlich seinen wässrigen Kosmos zu verlassen und in eine Welt der Luft einzutreten, in der ich jedoch, ich erinnerte mich daran, erstickte.

Vermischt sich die Vergangenheit auf diese Weise mit der Gegenwart, dann verschwimmt alles. Vermischt sich die Zukunft mit der Gegenwart, dann wird alles angehalten.

Einen Augenblick lang resignierte ich und freundete mich mit dem Gedanken an, dass ich vielleicht sterben würde. Ja, einfach sterben, wie jeder! Trauriges Ende für einen Mann, der soeben geboren worden war.

Ich befand mich auf dem Höhepunkt der Dummheit: sterben um zu sterben. Blitzartig verstand ich, dass viele Menschen sich umbrachten, weil sie Angst vor dem Leben hatten. Und ich wäre fast einer von ihnen geworden! Katastrophe!

Da erschütterte ein Schrei meinen Körper: „Ich will leben! Ich will leben!" Und ich wiederholte diesen Satz immer wieder, immer lauter, bis ich ihn aus meinem Bauch heraus hervorbrüllte: „ICH WILL LEBEN!"

Ein Echo antwortete aus der Ferne. Einmal. Zweimal. Dreimal. Es drang in mich ein und verwandelte sich in weite Ein- und Ausatmungen. Da fühlte ich mich aufleben im Puls des Universums. Gerettet – ich war gerettet!

Das Leben fand meinen Körper wieder, und das Meer brach seine seltsame Stille. Die Wellen wurden kurzatmig und schüttelten meinen Körper, als wollten sie ihn besser aufwecken. „Wach auf, los, wach auf", schien jede Welle mir zuzuflüstern, während sie meinen wiederbelebten Körper beleckte.

Warme Wellen, euer unaufhörliches Hin und Her verebbte in einer Stille wie in einer Oase, wie in einem Märchen.

Eine zu Beginn kaum wahrnehmbare Melodie stieg aus dieser ungewöhnlichen Stimmung auf.

Ich musste die Augen schließen, damit ich besser hören konnte. Die Melodie wurde nun deutlicher, aber einzig und allein für mein Herz. Meine Ohren hörten nichts und dennoch, ich schwöre es, eine tanzende Stimme rollte sich in allen Teilen meines Körpers ein und auf. Eine Stimme, die mich immer mehr berührte. Sie tat mir gut. Wo hatte ich sie schon gehört?

> *Das Leben ist ein flüchtiger Besucher*
> *Und der Körper ein Floß*
> *Das auf den Wellen tanzt*
> *Auf den Wellen*
> *Und das Ufer ist die Vorstellung*
> *Die du vom Leben hast*

Ich möchte dir sagen
Dass die alten Tage nicht mehr sind
Und die neuen Tage auch nicht
Ich möchte dir sagen dass das Leben da ist
Und auf dich wartet
In der Ewigkeit der Gegenwart

Eine Stimme, die nicht wie die anderen war.

Je mehr ich ihr zuhörte, umso deutlicher sah ich sie. Sie war in einer Bewegung, in einer unsichtbaren Welle gehüllt. So was! Jetzt begann ich mit meinem Herzen zu hören und unsichtbare Dinge zu sehen. Wenn es nicht so real gewesen wäre, hätte ich dieses Geheimnis für mich behalten! Dann kam die Stimme noch einmal; diesmal in einer anderen Form. Sie war nun in das Blau der Liebe gehüllt. Wo hatte ich denn nur diese Stimme schon gehört?

Die Liebe ist eine Blume
Sie will der Natur geschenkt werden
Die Liebe ist ein Herz
Es will dem Menschen geschenkt werden
Und der Mensch ist ein Herz
Es will dem Schöpfer geschenkt werden

Ich hätte mein ganzes Leben hingegeben, um so da zu bleiben und um diese Stimme, die eine Hoffnung nährte, der ich bereits begegnet war, zu hören oder sah ich sie? War es hören, war es sehen? Ich wusste es nicht mehr.

Ich war lebendig. Das wusste ich. Aber war ich wach oder schlief ich? Das wusste ich nicht! Eigentlich hätte ich das für mich klären müssen, ein für alle Mal. Aber auf der anderen Seite war es mir ziemlich egal: Was auch immer dieser Zustand war, in dem ich mich befand, ich war nur von einem tiefen Wunsch beseelt: ihn nicht zu verlassen. Vielleicht war das der sechste Sinn der Hoffnung.

Ich hatte diesen Gedanken kaum zu Ende gedacht, da entzündete ein unglaubliches Licht meinen ganzen Körper mit einer Klarheit, die nun auch meinen Blick beseelte. Dieser war nun in der Lage, bis ins Innerste der Dinge einzudringen, ein fast seherischer Blick, der die Geheimnisse bloß legte.

Mein Blick fiel auf einen Baum.

Was macht dieser Baum hier? Fragte ich dann, an diesem einsamen Strand, in der Nähe eines Meeres von Oasen, mit geheimnisvollen Liedern und wirbelnden blauen Flammen.

Ich musste eingeschlafen sein. Das konnte nicht andern sein!

„Aber nein!", rief der Baum. „Im Gegenteil, du bist zum Leben erwacht und du beginnst die Dinge zu sehen, die du keines Blickes würdigtest."

„Das sind doch Hirngespinste!" dachte ich einen Augenblick lang.

Ein Baum, der zu mir sprach, war schon seltsam genug: aber hinzukam, dass seine Worte sehr stark in den Wurzeln meines Körpers widerhallten. Ich fühlte mich fest wie ein Fels, wie ein Berg, und ich trank seinen Saft, der einen Durst nach Leben stillte, der viel älter war als ich.

Meine Sinne waren total verwirrt, als ich einen merkwürdigen Laut hörte: „Psst, psst." Ich schaute nach rechts und nach links, sah aber nichts, oder vielmehr nur eine Art kriechende Eidechse, die mir sehr, sehr alt erschien. Sie war blau, dann gelb, dann rot. In einem Wort, sie bewegte sich!

„Guten Tag, ich bin der Älteste unter den Chamäleons. Ich bin zu dir gekommen, weil du von nun an zu unserer Familie gehörst."

Das hatte gerade noch gefehlt! Diese Welt wird ja immer seltsamer! In anderen Zeiten hätte ich in einer solchen Situation nicht mitgespielt.

„Das sowieso nicht! Denn früher hättest du mich gar nicht gesehen. Normal für ein Chamäleon, nicht wahr?"

Als ich diese Worte hörte, wurde mein ganzes Wesen von einem neuen Zustand durchdrungen. In der gleichen Sekunde fühlte ich mich bereit, mich dem Unvorhersehbaren anzupassen, sämtliche Formen der Neuheit anzunehmen.

Fähig sein sich zu verändern: ungeahntes Gefühl von Freiheit und Unermesslichkeit. Ich genoss diesen Zustand, der nicht aufhörte sich zu wandeln. Die Neuheit hatte einen Geschmack wie das Gewürz, mit dem man fade tägliche Speisen würzt.

Ach! Wenn alle Kinder dieser Erde hier sein könnten, um dieses Abenteuer zu leben. Dann wäre die Welt gerettet, sagte ich mir bewegt.

Bei diesem Gedanken liefen mir Liebesperlen über das Gesicht. Sie kamen unmittelbar von einem Ort, an dem die Liebe nicht vergessen worden war. Gott, wie fühlte ich mich wohl. Das Merkwürdige an der Situation störte mich nicht mehr. Alles wurde normal. Ich war neu, und alle die Reaktionen, die ich in der Vergangenheit hatte, hatten sich verflüchtigt, so dass ich mich nicht einmal mehr wunderte, wenn ein Baum oder ein Chamäleon mit mir sprach. Das Normale war sicherlich der erste Anhaltspunkt, den es galt, abzuschaffen, denn es teilte die Leute in zwei Kategorien ein: die Normalen und die Anormalen, die Vernünftigen und die Verrückten. Dabei wartet die Liebe auf die Liebe bei den einen wie bei den anderen.

Es war beschlossene Sache. Nie wieder würde ich über die einen und die anderen aufgrund ihres Verhaltens ein Urteil fällen. Stattdessen würde ich in ihrem Herzen nach Rissen suchen, durch die meine neue Liebe in sie eindringen könnte.

In diesem Augenblick rührte der Duft der Liebe mein Herz, meine Seele, meinen Körper. Die Schönheit einer mikroskopischen Blume zog mich an. Wie konnte nur eine solche Liebe aus einem so kleinen Ding strömen?

„Ich bin zu dir gekommen, weil deine Liebesperlen dem Morgentau auf meinen Blütenblättern gleichen. Ich bin die kleinste unter meinesgleichen, aber auch diejenige, deren Liebeselixier am Größten ist." Ich fühlte mich klein, so klein. Aber gleichzeitig hatte ich das Gefühl, mich in allem, was mich umgab, und weit darüber hinaus zu ergießen.

Gott, wie ist doch das Kleine groß und wie sehr war es doch der Träger einer Liebe, die dazu da war, geschenkt zu werden. Die Liebe ist kostbar wie das Blütenblatt dieser so kleinen Blume, zerbrechlich gegenüber Ansprüchen.

Anspruch, du bist mit dem Wort Liebe gekoppelt. Diese Ehe ist nicht rechtmäßig, stellt sie doch mitnichten die völlige Hingabe dar, die nur die nicht berechnende Liebe vollbringen kann. Ich fühlte wie ich welkte bei dem Gedanken, dass die Liebe vom Menschen aus einem Besitzanspruch heraus als Geisel genommen werden könnte, Erbe einer Vergangenheit, die ich bereits nicht mehr als die meine erkannte.

Mit meinen eigenen Flügeln fliegen und allen Menschen das hohe Lied der Freiheit singen, das war in diesem Augenblick mein Wunsch. Sicher hörte ihn der vorbei fliegende Vogel, denn er machte plötzlich kehrt und setzte sich zu meinen Füßen. Ohne mich eines Blickes zu würdigen hob er ein Lied an, das mich in die Welt der Klagen beförderte. Die Koloraturen des Universums entsprangen aus seiner gefiederten Brust mit einer Großzügigkeit, die nur ein Mensch nicht zu haben vermag.

„Ich bin der Prinz des Himmels. Mein König befindet sich ganz in der Nähe des Ortes, an dem du die Richtung geändert hast. Ich bin zu dir gekommen, um dir die Türen der Erinnerung zu öffnen, die Quelle, aus der die Tauben der Hoffnung sprudeln." Da flog der Vogel davon und nahm einen Teil von mir mit in die Lüfte, dorthin, wo die Winde nicht mehr sichtbar sind.

Erinnerung – Augenblicklich erinnerte sich mein Körper an die ersten Tanzschritte, die er gelernt hatte – dort, wo der Himmel zum Universum wird.

Tanz – Allmählich war mir das Seltsame nicht mehr fremd, aber der Schleier trennte mich noch von dem, was ich über alles liebte.

Welche Leichtigkeit – Eine neue Kraft trieb mich an und gleichzeitig schwand mein athletischer Körper. Ich sprang und lief, bis ich atemlos wurde: Rausch des unmöglichen Laufs zum Leben hin, um an meine Grenzen zu kommen und zu entdecken was sich dahinter verbirgt.

„Lauf, lauf durch die Luft, dreh dich nie mehr um. Ich, die Gazelle, bin zu dir gekommen, weil deine Sprünge nur darauf abzielen, noch schneller voranzukommen, um dich noch mehr von deiner Vergangenheit zu entfernen."

Da verflüchtigte sich die Zeit – vor mir und hinter mir. Der Horizont schien mir gar nicht mehr weit weg und den Augenblick meiner Geburt hatte es nie wirklich gegeben. Selbst mein eigener Name schien mir der eines Fremden zu sein.

Unwahrscheinliche Wirklichkeit. Unendliche Endlosigkeit, in der es keine Anhaltspunkte mehr gibt. Wüste, so weit das Auge reicht, in der die Hitze sanft und der Durst gestillt ist. Meer aus Sand, dessen Wellen Dünen sind, von denen aus man einen Rundblick auf die Schönheit der unbenennbaren Grenzenlosigkeit hat.

„Je höher ich sein werde, umso tiefer werde ich mich fühlen."

Dieser in mir klingende Satz wurde klar wie das Wasser einer Quelle, die niemals getrübt worden war vom Durst des mit berauschenden Getränken gesättigten Menschen:

„Je tiefer ich sein werde, umso weniger groß werde ich mich fühlen." Wortspiele, Satzspiele, die sich an einen aufkeimenden Stolz wendeten, der sich da aus der Erkenntnis entwickelte, ein Auserwählter zu sein, der das Privileg hatte, einem Schauspiel beizuwohnen, der von den Wünschen der sinnbegierigen Menschen unbefleckt geblieben war.

Fruchtbare Fantasie oder befreites Denken, das sich mit dem Wind der Feder treiben ließ, welche das Wort geschaffen hatte, um für diejenigen, die noch nicht mit der Feder ihres Lebens schreiben können, Spuren zu hinterlassen.

Buchstaben der edlen Kunst, eingeritzt in den Fels der Zeit, um besser zu sagen, dass die Zeit eine endlos sich wiederholende Neuheit ist.

Delirium – Ich sprudelte von neu errungener Schaffenslust und entledigte mich der Zeit, wie der Illusionist den Schein in den Wind schlägt.

„Lauf, lauf durch die Lüfte – Ich, die Gazelle, bin zu dir gekommen, um dir zu sagen, dass das Universum auf dich wartet, seitdem es für dich keine Zeit mehr gibt." Ende. Das Wort „ENDE" erschien in geschriebenen Buchstaben im Sand meines Abenteuers. Der Schleier meines Abenteuers, der am Anfang noch vorhanden war, verschwand langsam, wie wenn er sich vor dem Alten verneigen wollte. Er grüßte den neuen Menschen, der ich dank den Begegnungen mit meinen Weggefährten geworden war, die für die Zeit der Veränderung erschienen waren. Als ich an sie dachte, entzündete sich mein Herz. Der Wirbelsturm wurde immer heftiger.

Eine andere Lebenswelle trug mich an einen anderen Ort, an dem die so geliebte Anwesenheit dessen erschien, den ich so sehr vermisst hatte.

„Ach, Meister und Schöpfer, da bist du ja! Lass mich noch tanzen, im Herzen deines Herzens. Ich hatte dich nicht vergessen; ich hatte lediglich vergessen, wer ich war, und ich wusste noch nicht, wer ich heute bin." Als der Meister diese ehrfürchtigen Worte hörte, lächelte er. So, genauso hatte er auch gelächelt, als ich mich verabschiedete.

Ich hab dich nie verlassen
Und du bist mir bei jedem Schritt begegnet
Erinnere dich

Deine Angst zu sterben
War die Wiedergeburt
Deines Lebens

Deine Lebenslust
War die Anerkennung des Lebens

Das Echo des Himmels
War der Keim deiner Geburt

Dein Atmen war der Liebesakt
Zwischen deinem Körper und deinem Leben

Die Welle des Ozeans
War das Erwachen deines Fleisches

Und die so anders klingende Stimme
War meine stützende Aufmerksamkeit
Gegenüber deinem verrückten Traum

Aber Meister, der Baum, das Chamäleon, der Vogel, die Blume, die Gazelle – das warst immer wieder du?

Der Meister lachte laut. Noch nie war mir bewusst geworden, wie humorvoll mein Meister war. Er besaß die Kunst, seine Lehre mit einer extremen Einfachheit zu komplizieren.

In diesem Augenblick verstand ich den Sinn eines jeden Satzes, der mit Paradoxien spielte, als wollte er den zu gebildeten Menschen in seinen gelehrten Analysen zu Fall bringen. Ich hatte gerade entdeckt, dass es eine Art zu sprechen gibt, durch die der Mensch, der glaubt zu wissen, nicht versteht, und dass der Mensch, der nichts weiß, empfindet.

Ich verstand jetzt, was folgender Satz bedeutete: „Es gibt Worte, die keinen Sinn mehr haben, die nichts mehr bedeuten. Es gibt Blicke, die alles sagen und eine Stille, die mich nährt."

Spüren, empfinden, das ist die Bedeutung der Worte: sich von dem Empfinden, das von einem Ereignis vermittelt wird, überzeugen lassen. Das war die einzige Haltung, die zur Veränderung des Wesens, des Zustandes führte.

So hatte ich vom Baum die Festigkeit gelernt, vom Chamäleon die Veränderung, von der Blume die Demut und das Mitgefühl, vom Vogel die Großzügigkeit und das Vertrauen, von der Gazelle die Unerschrockenheit der Gegenwart. Welch schöne Lektion: von den Tieren lernen, wie man wieder Mensch wird! Die Geschicklichkeit meines Meisters, der einen Traum gewählt hatte, um mir die Wirklichkeit beizubringen, wurde mir noch deutlicher.

Dann vertraute er mir an, dass seine Arbeit in dieser Form beendet war. Mein Traum war zu Ende. Er hatte so lange gedauert, wie unser Wiedersehen. Alles erlosch.

In diesem Augenblick hatte es mein Abenteuer nie gegeben.

Wach auf,
mein Freund

Es war neun Uhr, und wie jeden Morgen um diese Zeit, stand ich schnell auf. Ich hatte tief geschlafen und dennoch fühlte ich mich leichter als sonst.

Ich schickte mich an, die gewohnten, mit dem Aufstehen einhergehenden Handlungen auszuführen, als ich mich seltsamerweise dabei ertappte, Lebensfreude zu verspüren: Meine Hoffnungslosigkeit von gestern Abend hatte sich wie durch ein Wunder verflüchtigt!

Ich öffnete die Läden meines Fensters und warf wie gewohnt einen Blick in den Hof meines Nachbarn, eines Menschen, der den Ruf hatte schwierig zu sein. Normalerweise empfing er einen mit Kälte und Gleichgültigkeit. Aber zu meiner großen Überraschung winkte er mir diesmal zu, als hieße er mich willkommen. Oh Wunder! Er tanzte eine Art langsamen Tanz, dessen Bewegungen nicht erlernt schienen. Der Friede, der aus ihm strömte, war sicherlich ansteckend, denn ich verspürte in mir eine Wärme, die von einer sanften Bewegung in meinem Herzen begleitet war.

Die Sonne schien speziell zu diesem Anlass die Wolken überwunden zu haben und strahlte ein irreales Licht aus. Selbst der Mond hatte in einem Himmel, der größer oder vielleicht weniger weit weg als sonst war, seine Spur hinterlassen.

Seltsame Stimmung – sie ähnelte dem bedeutsamen Moment, den die Überreichung eines Überraschungsgeschenks darstellt. Es gibt Augenblicke, in denen die Schönheit zu schön wird, als dass man wirklich an sie glauben kann. Und dennoch: mein Blick konnte sich nicht täuschen. Etwas hatte sich verändert und um einen solchen Augenblick besser in Erinnerung zu behalten, senkten sich meine Augenlider. Sanfte Liebkosung, ich kannte dich nicht, aber ich heiße dich in meiner Behausung willkommen, als wärest du meine älteste Freundin.

Was für ein Unterschied! Gestern war das Leben dunkel und stürmisch und der Blitz war drauf und dran einzuschlagen: Heute war das Leben Licht und Sanftheit.

Ich ging ein paar Schritte im Haus auf und ab, und alles schien mir zu alt. Wie in einer Bibliothek, die gelehrt aussehen wollte, stapelten sich die Bücher, die von der Höhe ihres Wissens auf mich herabsachen. Aber seltsamerweise beeindruckte mich dieses Wissen nicht mehr. Ich nahm wahllos ein Buch in die Hand und sah darin nur den Staub der Zeit. Ich stellte es endgültig wieder zurück.

Die Decke war niedrig. Das war mir so noch nie aufgefallen. Ich erstickte und beschloss, mit meinem neuen Himmel und meiner neuen Sonne ein Runde zu drehen.

Ich machte die Tür auf und dachte kurz, ich träume!

Ein verrücktes Beispiel bot sich mir: Hatte sich das Dorf in ein provisorisches Irrenhaus verwandelt? Auf dem Platz wehte ein Wind von sanfter Verrücktheit. Alle Bewohner waren versammelt, und das an einem Tag, der kein Festtag war! Sie schienen die gute alte Zeit ihrer Kindheit wieder zu leben. Nein, der Wind war kein Wind der Verrücktheit; es war der Wind einer neu errungenen Freiheit, die sicherlich noch ungeschickt war. Nein, es war keine Ungeschicktheit, sondern eine beginnende Authentizität, bei der jede Geste völlig neu aussah. Nichts war mehr wie früher.

Ich war verblüfft. Die Bewohner tanzten alle einen neuen Tanz, der dem Tanz, den mein Nachbar getanzt hatte, sehr ähnlich war. Und alle fanden das normal! Ich überraschte mich dabei, das zu lieben. Der Eindruck, den ich zu Beginn hatte, wich einer Lust mitzumachen bei diesem Fest, das in keinem Kalender stand: improvisiert, unvorhersehbar, geboren aus einem Elan, der die Vernunft und das Vernünftige überstieg. Eine festliche Stimmung, die einen Teil von mir berührte, der sich nicht mehr erinnerte oder der sich noch nicht erinnerte.

Es gab keinen Zweifel: ich war auch eingeladen. Alle ließen es mich spüren, lächelten und winkten mir zu. Es fühlte sich an, als würden sie mich ganz und gar aufnehmen wollen. Ich war davon überzeugt, diese

Brüderlichkeit hätte niemals verschwinden sollen. Woher kam diese Überzeugung? Ich wusste es nicht. Aber es gab Überzeugungen, die keiner Gewißheit bedürfen und trotzdem existieren.

Ich sah die Alten mit den Kindern tanzen und gemeinsam hell auflachen. Die Falten, die normalerweise so ernst machen, dienten nun als Bett für einen Ausdruck des Glücks. Und die Kleinen waren überglücklich, dass sie auf diese Weise Komplizen für ihre Spontaneität gefunden hatten.

Die Welt stand auf dem Kopf. Die Kinder sprachen mit den Eltern und zeigten ihnen, wie man Leben spielt, mit der Sorglosigkeit der nicht berechneten Geste, mit dem authentischen Wort. Ich sah die Erzfeinde von gestern sich die Hand geben und ein Stück des Weges zusammen gehen.

Die Reichen sprachen mit den Armen und schenkten ihre Jacke den Frierenden: und ich selbst hatte den sehnlichen Wunsch, ohne ersichtlichen Grund alle in meine Arme zu nehmen. Ich war glücklich!

Mein ganzes Wesen genoss diese Momente wahren Glücks. Merkwürdig! Bislang hatte ich mich vor einem plötzlichen und katastrophalen Weltuntergang gefürchtet und nun war ich Zeuge des Untergangs einer dunklen und schweren Welt, der eine neue Welt anzukündigen schien.

Draußen hatte sich alles verwandelt; das war sicher. Aber wie ich so ging entdeckte ich, dass auch ich mich verwandelt hatte: Meine Haut war nicht mehr so dick und trennte mich nicht mehr in gleicher Weise von der Außenwelt. Meine Knochen waren leichter und flexibler geworden. Mein Schritt war federnd und barg ein neues Geheimnis: die Freude an der Waghalsigkeit. Meine Beine hatten Lust, in alle Richtungen zu laufen, als wollten sie sich davon befreien, so lange auf der Stelle getreten zu haben. Meine Arme öffneten sich allen Winden, um auf denjenigen zuzugehen, der ihnen entgegenkam. Mein Rumpf – nie hatte ich ihn so gespürt – schien sich in einen weit ausstrahlenden Raum zu weiten. Mein Herz wärmte meine Brust, letztes Alarmsignal um loszufliegen, einsame Herzen zu erwärmen. Und mein Kopf hatte ein Gewicht und eine Schwere verloren, die früher unauffällig waren, aber heute, mit der Leichtigkeit konfrontiert, entlarvt und verworfen wurden.

Ich entdeckte alle bisher unerkannten Teile meines Körpers. Aber diesmal hatte die Neuheit in meinen Körper Einzug gehalten. Jede Geste hatte dieselbe Bedeutung wie ein Wort, jeder Schritt das gleiche Engagement wie eine Entscheidung, jede Bewegung war ein Seelenzustand, der sich ausdrückte. Was war mit mir geschehen? Heute früh, als ich in den Spiegel sah, hatte ich darin doch das gleiche Gesicht, den gleichen Körper gehabt. Ich sah aus wie immer. Nur das Unsichtbare verändert sich, und es braucht eine gewisse Zeit, bis es sich an der Oberfläche ausdrückt.

Logisch – Jetzt wirst du dich an die Überraschung des Neuen gewöhnen müssen, sonst würdest du alles stoppen und alles würde wieder wie vorher werden.

Laufen. Ich musste laufen. Aber diesmal auf unbekannten Wegen, auf denen ich voranschreiten könnte. Meine Schritte schienen intelligenter zu sein als ich, denn sie führten sich selbst zum Wald, wie der Falter vom Licht angezogen wird.

Ich flog mit riesigen Sprüngen zum Wald. Meine Entschlossenheit gefiel den Tieren dort. Alle schienen mir in einem gemeinsamen Elan zu folgen, und ein jedes schien auf mein Kommen vorbereitet zu sein. Das war zumindest das Gefühl, das mir diese Reise vermittelte.

Ich kannte diesen Wald nur zu gut. Zu ihm ging ich früher, wenn alles schief ging und auch dann, wenn alles zu gut lief. Mein Vater hatte mir anvertraut, dass dieser Wald der Ort meiner Zeugung war – an einem Tag mit schönem Wetter. Heute war ein großer Tag, und ich lief auf diesen Wegen, die mich sicherlich zum Ort seiner Liebe führen würden.

Ich wurde zu einem Baum geführt: dem Baum, der Zeuge meiner Zeugung war, dachte ich. Er schien zu lächeln und sich zu freuen, mich wiederzusehen.

„Du bist gewachsen seither", sagte er, „du bist ein Mann geworden!"

Sein Saft strömte durch meinen Körper. Ich spürte in mir eine bereits bekannte Kraft. Ein unwiderstehlicher Impuls belebte meinen Körper mit einem sehnsüchtigen Tanz. Empfinden eines Wiedersehens, eines unvermeidbaren Stelldicheins. Ich erwartete eine Antwort von einem Geheimnis, das von meinem Bewusstsein ferngehalten wurde, von einem Geheimnis, das in Vergessenheit geraten war und den Schlüssel eines unschätzbaren Schatzes für mein Leben barg.

Das Verschwommene in meinem Körper musste für immer verschwinden. Nun musste ich tanzen!

> *Dort wo es kein Morgen gibt*
> *Lass deine Hand ihr Leben laufen*
> *Sich deinem Gesicht nähern*
> *Lass deine Hand ihr Leben laufen*
> *Und sich der Ferne nähern*

Mein Gott! Mein Traum! Ich hatte meinen Traum vergessen. Universum, geliebtes Universum. Danke, dass du mir deine Geheimnisse anvertraut hast. Ich werde sie nie wieder vergessen.

> *Lass deinen Ellbogen sein Leben leben*
> *Und sich den Gesetzen der Gegenwart beugen*
> *Lass deinen Ellbogen sich öffnen*
> *Und sich von seinem Zögern befreien*

Meister, ach Meister, entschuldige, dass ich dich so schnell vergessen habe. Ich verspreche dir: Ich werde jener Minnesänger werden, der die Gesetze der Stille weiter singen und tanzen wird.

> *Lass deine Schultern dir zeigen*
> *Mit Vertrauen und Freude*
> *Die Richtung deines Lebens*

Schöpfer, oh Herr, nimm mich wieder auf in deiner Brust und adoptiere mich für immer.

> *Geh nach rechts dann nach links*
> *Dann kehre an einen anderen Ort zurück*

Chamäleon, ach Chamäleon, für dich werde ich die Haut wechseln, damit mich alle wiedererkennen.

Leg Sanftheit in dein Herz
Und teile sie mit allen Herzen

Blume, ach Blume, deine Liebe ist ein Jungbrunnen und ich werde sie jedem schenken, der sie gerne annehmen will.

Finde die Leichtigkeit des Losfliegens
Und überfliege die Unwissenheit

Vogel, ach Vogel, führe mich in die Lüfte und lehre mich das Schweben in den himmlischen Winden.

Lass deine Beine laufen
Sie werden dich auf deinen Weg bringen

Gazelle, ach Gazelle, ich werde alle Hindernisse überfliegen, ich versichere es dir!

Ich öffnete die Augen und sah um mich herum alle Tiere des Waldes hingebungsvoll den neuen Tanz der Hoffnung tanzen. Ich sah einen wunderschönen Hirsch einer Hirschkuh sein hundertjähriges Geweih schenken; ich sah ein Kaninchen die Tränen eines Fuchses trinken; ich sah eine Schlange einen Vogel umarmen; und ich sah eine Schnecke, die sich über so viel Langsamkeit freute.

Wir blieben lange so zusammen, in der tanzenden Stille. Dann kehrte ich ins Dorf zurück.

Als ich dorthin kam, tanzten die Bewohner. Ein Gerücht schwirrte freudig umher und verkündete eine unglaubliche Botschaft. Alle Bewohner der benachbarten Stadt tanzten, alle Bewohner des Landes tanzten und die aller Kontinente tanzten ebenfalls!

Alle Bewohner des Planeten schienen in dieser endlosen Nacht einen Marsch durch das Universum des Körpers und vielleicht durch das Universum des Schöpfers, des Herrn des Tanzes, gemacht zu haben. Eine irre Hoffnung erfüllte mein Herz: War die Erde gerettet? War die Dunkelheit, in der die Menschen lebten, verschwunden? Hatte ein Traum, ein einziger Traum, genügt, die Welt zu verändern, als hätte sich der

Meister heimlich in die Seele eines jeden einzelnen eingeschlichen?

Herr, danke, dass du dich auf diese Weise zu Fleisch im Fleisch hast werden lassen, unsichtbares Wunder, das in der diskreten Stille einer Nacht wie jede andere die tiefe Natur des Menschen verändert hat.

Das Unsichtbare, berührt durch die Gnade des Unsichtbaren: Wie könnte es auch anders sein?

Da liefen Bilder in meinem Herzen ab: Ich fühlte mich wieder eintauchen in die Brust des Schöpfers, und die ungewöhnliche Stimme dessen, der bereits gekommen war, sprach zu mir, laut und deutlich:

> *Dann wird*
> *Der Blinde das unsichtbare Licht wiedersehen*
> *Der Gelähmte wieder tanzen*
> *Der Stumme das richtige Wort wiederfinden*
> *Der Taube das Unhörbare hören*
> *Der Geizige die Hand öffnen*
> *Und der Richter nicht mehr urteilen*

Wach, ich war doch wach – und verblüfft. Jeder meiner Gedanken war ein Plädoyer für die unsichtbare Wirklichkeit. Kein spektakuläres Wunder, das Unsichtbare war es nie gewesen. Das war wahrscheinlich auch der Grund, weshalb der Mensch eindrucksvolle Wunder erfunden hat, um den Skeptiker zu überzeugen.

Sich wieder in Bewegung versetzen und nicht mehr in einer erstarrten Haltung und festgefahrenen Überzeugungen gelähmt sein; die Neuheit wieder lieben und deren Früchte unterscheidungslos annehmen; wieder auf dem Wasser gehen, als Zeichen des unendlichen Vertrauens in den, der uns das Leben schenkte, und das unvorhersehbare Schicksal nicht mehr anzweifeln; wieder sprechen mit der Spontaneität dessen, der alles errät, und endlich das Unsichtbare in seiner ganzen Pracht sehen.

Frei, ich war frei geworden. Der Herr des Tanzes hatte mir Flügel geschenkt, und ich konnte die Unebenheiten meines Lebens mit der Geschicklichkeit des Königs der Lüfte, des Adlers, überfliegen, der aufgehört hatte, seine Beute zu suchen, um sich zu ernähren. Hunger hatte ich keinen mehr: Ich begann zu fasten; mein Körper ernährte sich nur noch von Brot und Wein.

Wie lange hatte dieser Wachtraum gedauert? Nächtelang, tagelang vielleicht. Die Zeit war woanders, und mein Herz verschmähte den Abstand zwischen den Sekunden. Würde das Unendliche nie enden? War ich dazu verdammt, mich immer wieder von meinen endlichen Horizonten zu entledigen?

Hinter mir war niemand mehr. Vielleicht war ich der letzte? Es gab keine Erinnerung mehr, und meine Worte sangen jetzt eine Melodie, die zu der innigen Stille sprach.

Wo waren meine früheren Zweifel? Ich war wieder ein Kind geworden, und die Fragen waren endlich verstummt.

Schnell, ich muss das den anderen sagen. Schnell, denn die Botschaft wartet nicht.

Wenn nur einer von Euch tanzt
So werden alle tanzen

Weitere Infos bezüglich Einzel- und Gruppensitzungen
sowie Workshops unter www.aemf.info